THINKING AND PRACTICE IN INTERDISCIPLINARY DENTISTRY

口腔多学科临床思维与实践

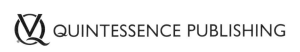
QUINTESSENCE PUBLISHING

Berlin | Chicago | Tokyo
Barcelona | London | Milan | Mexico City | Moscow | Paris | Prague | Seoul | Warsaw
Beijing | Istanbul | Sao Paulo | Zagreb

THINKING AND PRACTICE IN INTERDISCIPLINARY DENTISTRY

口腔多学科临床思维与实践

EXAMINATION, DIAGNOSIS AND MANAGEMENT OF BRUXISM

口腔副功能的检查、诊断与对策

主审 谭建国

主编 杜 阳

北方联合出版传媒（集团）股份有限公司

辽宁科学技术出版社

沈 阳

序一
Foreword

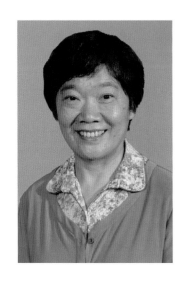

我很荣幸地受邀给杜阳医生的著作《口腔多学科临床思维与实践》写序。

看到杜阳医生提供的书稿，我很震撼！纵然她已经博士毕业10余年，但是作为一名年轻医生，需要参加临床、教学、科研的一线工作，也需要适应从学生走向社会和组建家庭的角色转变，还能有时间和精力著书立说，这是需要勇气和毅力的！

杜阳医生基于自己临床工作中遇到的问题，深入思考，查阅资料，全面展开并归纳总结，写成一本书，很好地诠释了"临床思维与实践"的过程，想必会给阅读者很大启发。"临床思维与实践"能体现医生的水平，面对患者的问题，医生需要根据自己的学识和经验做出决断，这就是临床思维。然后医生需要根据自己掌握的工具和技术，将决策予以实现，这就是实践。有了正确的临床思维，才能有好的实践结果，但是有了正确的临床思维，并不一定都会有好的实践结果。动脑和动手都是必需的，尤其对于口腔医生来说更是如此。

杜阳医生以解决磨牙症为出发点，提出了"多学科合作"的概念。准确地抓住了目前医学中存在的问题——分科太细，各科医生掌握的知识有偏颇，以致对于复杂病例不会处理或处理有欠缺。希望这本书能作为范例，集多学科的智慧，共同解决复杂病例。

杜阳医生的这本书，不同于其他许多专著的编排和顺序，充分体现了年轻医生的"活跃思维"和"头脑风暴"，将枯燥的知识概念用不同的模板连接，想必会更加引人入胜，受到读者好评！

祝愿杜阳医生在临床工作中越做越好！祝愿口腔医学在年轻一代的努力下不断发展壮大！

冯海兰

2021年6月

北京大学口腔医院口腔修复科教授，主任医师，博士生导师。北京大学口腔医院伦理委员会主任委员。曾任北京大学口腔医院修复科主任、北京大学口腔医学院教学副院长，中华口腔医学会口腔修复专业委员会第三届主任委员。

1975—1979年在第四军医大学学习，1979—1982年在第四军医大学攻读硕士学位，1985—1987年在北京医科大学口腔医学院学习并获博士学位，1987年起在北京医科大学口腔医学院修复科工作至今。期间曾在德国、瑞典做访问学者。兼任《中华口腔医学杂志》编委，《现代口腔医学杂志》常务编委，《Journal of Dental Research》编委。培养硕士、博士研究生百余名。作为第一完成人2011年获北京市科技进步奖、华夏医学科技奖三等奖，2018年获中华口腔医学科技进步奖二等奖，2019年获北京市科技进步奖三等奖。

序二
Foreword

　　杜阳嘱我为之作序，在读了两遍书稿后如何落笔仍无把握。序者，不外乎书的宗旨、写作经过、内容简要介绍、评论。作者前言中已将前3项讲得十分清楚了，无须重复，剩下的评论却又是最难写的。客观公正的书评，往往是在书出版几十年后，历经社会的检验与应用写出来的，如古斯塔夫·勒庞1895年所写的《乌合之众：大众心理研究（The Crowd：A Study of the Popular Mind）》，半个多世纪以来再版时，一直是以1960年哥伦比亚大学的罗伯特·墨顿所写的书评作序。然而本书已待印刷不能拖延，仅以个人粗浅的理解评论如下：

　　本书所写的内容，在教科书中属于口腔颌面部检查与术前准备章节，但分病种教课、分治疗方式教课的模式延续多年，该内容一般在各科理论课结束后、前期实习开始时用一个单元讲，临床实习中，教学组会尽量找单一病种与简单的病例给从零开始的学生，对病种数量的要求又是毕业的硬指标，这样教学的结果是，学生多注重实习手册上不同病种与病例的件数，注重具体的技术细节，而对全面的检查、复杂病例的多学科病因分析与术前准备训练不足，这项工作实际就留给了住院医师阶段或研究生阶段的轮转来进一步强化完成了。但20多年来，医院的市场化与学院的科研政绩化，对此造成了巨大的冲击，住院医师与研究生在不同科室间的轮转成了走过场。在教师晋级的考评指标是项目、基金与SCI，研究生只想论文发表才能毕业的情况下，病因分析及治疗决策的制订就成了临床教育极为欠缺的一环。那么，这样毕业留校的教师对此能有多少理解？进入社会的医生对此能知道多少？所以，本书不仅对目前已毕业的、从事全科口腔医疗的年轻医生有用，也是口腔医学教育中十分需要的。用流程来解决体制上的欠缺，可能是在目前情况下解决问题、改善教学质量唯一的办法。不仅对磨牙症有用，对其他疾病的检查、诊断与治疗也有用。

　　杜阳医生做了一件对口腔医学十分有意义的事情，虽然这意义还有待读者中的知音来应用验证。本书的编写，耗费了她近10年的心力，她还年轻，这是她的第一本书，但我相信不会是唯一的一本。从她的书中，我看到对专业不同寻常的热情，这热情驱使下的探索，不仅有益于她的患者、她的学生，也有益于她自己，她所寻觅的，也是她的精神食粮。

徐军

2021年6月

序三
Foreword

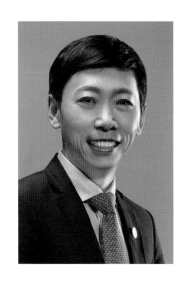

任何口腔治疗的目的都是维持或恢复口腔咀嚼系统的功能、健康和稳定。美国著名𬌗学医生Peter E. Dawson曾经提出整体牙科学的概念，即医生需要为患者进行系统完善的检查，使患者彻底了解需要进行治疗的每个口腔疾患。因为几乎所有的口腔疾病都是进展性的，如果没有及时发现和治疗，将会导致更多的问题出现。

目前的临床工作中，很少有患者存在单一的口腔问题，年轻的住院医师初入临床工作时，面对涉及口腔多学科的复杂疾病，往往会不知从何入手，有心无力；或者陷入专科思维的诊疗模式而忽略患者的整体口腔情况，比如外科医生只拔除不能保留的牙齿、牙体医生只治疗存在牙体疾病的患牙、种植医生只在缺牙位点进行种植修复等，这种单一的、局限的治疗方式虽然可以在一段时间内、一定程度上解决了患者的某些口腔问题，但是从口颌系统的角度来说，由于没有处理患者其他可能影响咀嚼功能稳定的口腔问题，治疗结果的可靠性并不可知，患者也会因为某一问题反复多次就诊，大大降低了临床的工作效率。如果在最初的治疗计划制订阶段就能够全面考虑患者的口腔状况，制订序列并个性化的方案，那么无论是治疗效果的可靠性还是临床工作效率都会得到很大的改善。

杜阳医生对临床、教学工作经验进行总结，以磨牙症这一临床上常见并棘手的疾病为切入点，提供了一种面对复杂口腔疾病的诊疗流程及多种使用方便的全面检查诊疗工具，既有理论讲解，又有典型病例介绍，实现了指导性与实用性的结合，无论对口腔全科医生还是专科医生，都是有益的工作帮手。

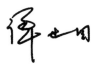

2021年6月

北京大学口腔医院教授，主任医师，博士生导师。中华口腔医学会继续教育部部长，中华口腔医学会口腔美学专业委员会创会主任委员、现任副主任委员。北京市医师协会医疗美容专科医师分会常务理事，北京市医学会医疗事故鉴定专家。美国固定修复学会（AAFP）会员。《中国口腔医学继续教育杂志》编委，《中国实用口腔科杂志》编委。

前言
Preface

2010年，我结束了在北京大学口腔医学院8年本博长学制的学习，作为一名口腔修复医生在北京大学口腔医院第一门诊部特诊科正式执业。我的脑海里，时刻回响着我的导师谭建国教授让我仔细阅读并翻译的文章《修复学不仅是一种职业，更是一种生活方式》；日本友好学校医院大厅铸金的大字"Dentistry is a work of love"（牙科是爱的工作）；修复科徐军老师在《口腔固定修复的临床设计》一书的前言中所述："即便是无髓的牙齿也是生命之躯的一部分，一名口腔修复科医生技术与良知的丰碑不在纸上或墙上，而在患者嘴里。"

在为期一年的住院医师规范化培训、两年的修复专科培训阶段，作为一名年轻的口腔修复医生，每天的病历本上写着各个口腔专科的诊断名词：

牙体缺损、牙列缺损、牙列缺失

轻度/中度/重度、局限型/广泛型、慢性牙周炎、智齿冠周炎

错𬌗畸形、磨牙I类/II类/III类关系

……

手上的技术工作——补II类洞、根管治疗、根面平整、全冠的牙体预备……开始从最初的学习区逐渐进入到舒适区。随着参加国内外短则一两小时，长则三五天的学术讲座、会议、继续教育项目，近年来热议的一些修复学相关的话题："微创""粘接""美学设计""摄影""数字化""颞下颌关节""咬合病""𬌗学"，逐渐在头脑里越塞越满。以放弃休息日或停诊为代价，做同声传译或接译为代价的学习归来，头脑中塞满了条条框框的技术点、设备、材料名称，胸中满怀着学以致用的激情和对完成精美病例的畅想。

但回到日常的临床接诊，面对牙椅上的患者，我遇到的问题却是：

· 每次体检医生都说我磨牙磨得重，要不要治？怎么治？

· 最近吃饭越来越塞牙怎么办？怎么能治好？

· 前牙的缝越来越大，咬东西还有点酸，怎么办？

· 在常规交代治疗方法时，我还会遇到的问题是：

· 花这么多钱种一颗牙，能用多长时间？

·我不想种植，只做活动假牙，只要又好看又好用就行了，行不行？

·我不想洗牙，上次治疗就没洗牙，直接镶牙行不行？

·这颗牙不拔行不行？等着它自己掉以后再说行不行？

·我不想正畸，能不能种植/做贴面？

在安排就诊流程时，我还会遇到的更多的问题是：

·都一年多没牙吃饭，特别着急，医生，假牙到底多长时间能做好？

·下周要出差，3周才回来，会影响复诊吗？

·下个月有儿子的婚礼，没牙怎么办？

·到医院看牙，家里孩子没人看怎么办？

在回答这些问题时，教育阶段学习的专科诊断名词、手里掌握的治疗技术，似乎都没办法给我充分的自信去面对坐在我面前、期待我给出明确答案的患者。因为有时，口中说出的答案，即便有现存文献研究的数据支持，也总是经过太多规避风险、现实桎梏的考量和过滤。自己都无法完全说服自己，也可能不敢坦然直面同行的答案，是无法说服患者的。

而在越来越火热的口腔培训市场中，如果不去审慎地思考每一个讲者所表述的内容背后——他的教育背景、临床经验、思维方式甚至是性格特点，以技术为关注点的继续教育就会变成一种自我陶醉的行为艺术。从2013年系统学习欧洲功能殆学派的课程和美国Dawson中心的殆学课程后，我就开始思考：如何将我们面对的现实问题和我们能够采用的技术手段对

应？在"学以致用"这一前进目标上，我们该怎样运用我们的大脑和双手？

密歇根大学教授斯科特·佩奇的书《多样性红利（The Difference）》给了我很大的启发。

面对发生在口颌系统维度上的病理状态，我们的解题视角不应该是"我会用什么治疗设备和技术""我希望开展xx治疗项目""我希望使用xx设备""我追寻xx流派"，而是通过唯一的视角——"患者需要解决的问题是什么？"来开拓认知的多样性。

"主诉"是主观的，而从患者的主观描述中，我们应该客观地提炼、呈现他的问题，鉴别患者主观感受到的问题和客观的问题是否存在不一致。作为口腔医生，我们能在多大的程度上帮助患者解决他的主观问题，同时解决或至少不恶化客观问题——这些，是治疗的终极目标。有了治疗目标，有了主客观问题存在的现状，就有了从起点到终点，一名口腔医生要走的路。

想要在新的认知维度上，将现有信息整合出能给予我们解题视角的主客观问题，就需要建立一个流程，将收集患者全面信息的效率提高。

2017年，作为访问学者在奥地利维也纳大学牙科学院修复科的4个月，可以算是我人生的转折点。经过不断地思考、总结，回国后，我申请了北京大学口腔教育改革项目，为接受全科培训的住院医师开设了一门课程，用每周一次共计40余课时的时间，从3个维度讲解如何全面收集口颌系统的信息。

在临床实际操作中，如何根据不同的主诉问题设定合理的问诊节奏，如何收集口颌系统现病史，如何收集全身情况、口腔情况，如何采集临床检查资料、模型研究和口腔摄影资料。这是"方法、工具"的最基本维度。

学习如何采集资料时，会遇到一些知识点，年轻医生可能对其一知半解。我在临床资料收集流程的讲解中，将知识点进行穿插讲述。想要了解如何高效地"查"对，就得知道在"查什么"和"为什么要查"。这是"知识卡片"学习的第二维度。

而单纯零散的知识点学习，不足以让年轻医生快速将知识内化。"从理论到实践"的内化，是需要通过临床经验的累积，在更高的一个维度上去宏观思考、整合知识碎片的。在这种"框架式学习"的过程中，我也梳理出了一些思维导图，在几次课程之后作为总结和复习使用。在每堂课前，我给学生发放教学内容和课程的框架式笔记，请学生提前预习知识点的文字描述部分，在课堂上以知识框架为辅助，对知识点进行提炼、总结，避免一路拍摄讲课PPT，无法达到较高的课堂吸收效率。

同一年，我有幸读到了北京大学口腔医院老院长张震康教授的一篇文章。他提道：

"在传统的专科分科、多学科协作的种植团队、综合治疗科等组织形式外，我们还应建立第四种组织形式，针对涉及多学科复杂疑难的口腔疾病，进行每周会诊研讨的决策厅模式。"

医生团队中有各专科高年资医生，掌握了深奥的医学理论知识、复杂的医疗技术，深知方案的利弊、风险和预后，而决策厅的中心是因疾病而改变了生活、工作、家庭的平衡，造成焦虑、痛苦、困惑、恐惧的患者。多学科团队以患者的疾病为中心，医生能够感受疾病给患者带来的精神、肉体痛苦，而患者也能够在医生的讲解下切实了解医学术语、技术、风险等医学世界的信息。

带着这个层面的思考，在教学和临床实践的这两年，通过两轮课程后对教学效果的评估，我与教学团队将学习资料和临床实践资料不断改进、整理，最终得出了一套临床问诊、检查的信息收集工具，以及在多学科交叉的探讨、实践过程中，针对复杂、多病因问题的思维工具。在两轮课程后，通过不断和其他专科医生的探讨与合作，我还有幸寻找到了几位在思维认知方面有共鸣、技术过硬、对未知领域充满不断探索精神的小伙伴。我们确定了"以解决患者问题为核心"的思路，一步一步有条理、有效率地落实检查、诊断、决策到治疗的临床思维、实践流程，每周进行多学科病例的会诊和讨论。渐渐地，很多看来"混乱无序"甚至"自相矛盾"，从而"举步维艰"的临床情况似乎就变得不那么棘手了。在多学科复杂疾病的分析和处理上，希望我们能继续笃定地前行。

2019年，在尊敬的徐军教授的鼓励下，我以"磨牙症"这一多病因系统性疾病为专题，将多学科团队的临床思维方法和实践流程进行了整理。

从分析患者的主诉问题、功能状态和口颌系统结构问题入手，进行功能、结构的诊断，全面分析患者疾病状态的影响因素，制订并执行合理可行的治疗计划，同时评估和控制环境影响因素，维持口颌系统健康、稳定的状态——对任何口腔系统性疾病来说，多学科团队都遵循这一"查断决治"的流程。

本书的第1章，回顾了循证医学指导下"磨牙症"诊断与治疗决策制订中的困境，通过对口颌系统知识的梳理，以解决患者主诉问题为出发点，我尝试转换视角，对这种系统性疾病进行"功能状态、薄弱环节"分析。当我们不过度关注"磨牙症"这一疾病的单一诊断，而将"口腔副功能"这一状态，结合患者的主诉问题、功能状态和结构问题进行分析时，就得到了以治疗决策为目标的患者分类。

第2章中，根据患者的新分类，我们提出了针对口腔副功能的处理原则和对策（健康指导、𬌗垫、积极治疗）。

第3章、第4章分别详细介绍了两种保守治疗（健康指导、𬌗垫）对策的目的、技术和决策依据。想要为患者制订合理有效的治疗决策，就需要对口颌系统进行全面信息的收集和整理，得到患者主客观问题的列表。

第5章详细介绍了通过改变患者的咬合来进行积极治疗决策的目的和流程。多学科团队的决策厅模式就是遵循这一流程进行的。这一章还介绍了多学科团队会诊时用的会诊表、医技沟通的建𬌗设计单工具。

第6章详细介绍了口颌系统疾病的诊疗流程和多学科决策厅模式，并提供给读者进行多学科交流的临床工具，包括初诊表、病例册等。读者可以通过扫描本书文前二维码获得临床工具表格

的电子版。

在多学科团队合作的过程中，北京大学口腔医院第二门诊部的刘帅医生还主导研发了简化头影测量尺，帮助非正畸专科医生快速获得患者口颌系统的垂直向信息。

此外，按照口腔副功能患者的新分类，本书列举了12个病例。读者可以通过扫描本书文前二维码在电子平台上浏览病例的全面检查病例报告、主客观问题列表、治疗决策和治疗结果。

尤瓦尔·赫拉利在《未来简史（Homo Deus）》提到："中世纪时期，人类获取知识的公式是：知识=经文×逻辑。科学革命之后，人类获取知识的公式是：知识=实证数据 × 数学。而在人文主义时期，人类获取知识的公式是：知识=经验×敏感性。想知道某个重要问题的答案，我们需要连接到自己内心的体验，并以敏感性来观察它们。"

医学的世界没有完美，有的只是在病情、技术、人文社会背景因素下，整体利大于弊的妥协的解决方案。

感谢我的科室主任孙凤老师，在我的学习、成长过程中给予的支持和宽容。

感谢在教学项目的申请、落实的过程中，无条件地给予我支持和鼓励的北京大学口腔医院第一门诊部刘峰老师。

感谢我的导师谭建国教授，感谢北京大学口腔医院的徐军教授、张豪老师、葛春玲老师，不论是为人还是从事，求学期间的所得是我堪以享用终生的财富。

感谢北京大学口腔医学院教育处的沈勇老师，在本书从构思到成形及写作的过程中给我极

大的鼓励和帮助。

感谢本书的部分章节作者焦剑医生、刘帅医生、龚铭技师，感谢教学团队的刘诗铭医生、刘明月医生、王洋医生，在临床工具的改进、编整过程中，给予了我太多的启发和帮助。

感谢龚铭技师、刘影技师、屈健技师、张欣技师、冯柳技师的配合与指导。

感谢多学科团队的小伙伴：刘思琦医生（正畸）、张怡美医生（正畸）、马斐斐医生（外科）、周洋医生（正畸）、焦剑医生（牙周）、阳雯医生（牙周）、肖瑶医生（牙体）、陈晨医生（牙体）、田洪琰医生（牙体）、刘畅医生（牙体）、任抒欣医生（种植外科）、蒋析医生（种植外科）。感谢你们在探索前行的路上，颇为"不计成本"的付出。

感谢我的助手徐栎然、李佳楠、吴爽、马玉，在高效的临床诊疗流程的建立中，你们功不可没。

感谢在成书过程中始终给我鼓励、建议的张思慧医生、葛晶师姐、魏泰医生、葛严军师兄、任光辉老师、赵震锦老师、陈立师兄、胡常红老师。

最后，感谢父母和爱人王成，在过去的这些年，让我能平衡和协调家庭与工作的关系，在追求事业的道路上，始终享受着你们给予的无尽的爱和包容。

杜阳

2021年6月

主编简介
Editor

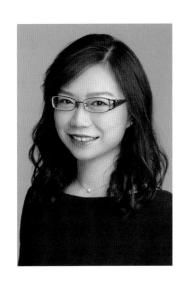

杜阳

    2010年，获北京大学口腔医学院口腔修复学博士学位。2016—2017年，在奥地利维也纳大学做访问学者。毕业至今任职于北京大学口腔医院第一门诊部特诊科。北京口腔医学会修复专业委员会青年委员。承担北京大学口腔医院及第一门诊部多项教育改革项目和新技术新疗法项目，承担北京大学口腔医院"住院医师规范化培养"《咬合疾病的系统检查》教学项目。

    热爱并专注于咬合疾病的诊断和治疗、口颌系统多学科疾病的设计与修复治疗、全口咬合重建治疗、磨牙症及重度磨耗的诊断和处理流程，多次在学术会议、专题讲座中针对以上专题进行演讲和教学。2013—2020年，多次负责国家级、北京大学级、北京大学口腔医院级及受邀到省市级教学院校进行继续教育项目，主讲"口腔多学科复杂疾病的临床诊疗思维""口腔副功能的检查、诊断与处理"系列课程。

    2008年以来，担任国内外多场学术会议、讲座、继续教育课程同声传译及翻译，翻译专题为功能咬学、颞下颌关节紊乱症、美学修复、种植修复、材料学等。

    2013—2015年，奥地利维也纳大学多学科治疗中心中国区系列课程基础班、高级治疗班翻译。

    2015—2016年，世界牙科论坛美学大师班一年课程同声传译。

    2017—2018年，Dawson功能咬学系列课程首场讲座翻译。

    2019年，人民卫生出版社出版的《超薄瓷贴面美学修复》"超薄瓷贴面的咬合设计"章节作者。

    2020年，获发明及实用新型专利技术一项。

编者名单
Contributors

主审

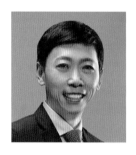

谭建国

北京大学口腔医院

主编

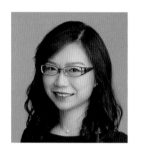

杜　阳

北京大学口腔医院

第一门诊部

参编

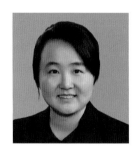

刘　帅

北京大学口腔医院

第二门诊部

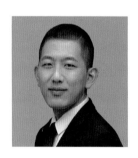

焦　剑

北京大学口腔医院

第一门诊部

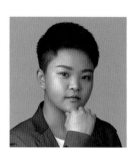

龚　铭

北京星火万方齿科

技术（北京）有限

公司　睿昂工作室

献给 龙猫
Acknowledgements

感谢在陪伴他成长的过程中，我学会了：

·需要对现实世界的体验，更需要逐步建立逻辑思维

·我们的恐惧，往往来源于我们不知道未知世界的"边界"在哪里；有时候，去掉单纯的"解决问题"这一目标性过强的学习动机，对未知世界的热情和好奇反而让我们更容易靠近这一边界

·利用PDCA——计划（Plan）、执行（Do）、检查（Check）、处理（Act），制订事半功倍的、合理高效的生活学习流程

·生活没有完美，但有妥协了各方面条件的，能让自己、家人、社会关系达到"平衡"的"最优解"

最重要的：

·单纯希望别人都快乐和美好的，那种弥足珍贵的善良

目录
Contents

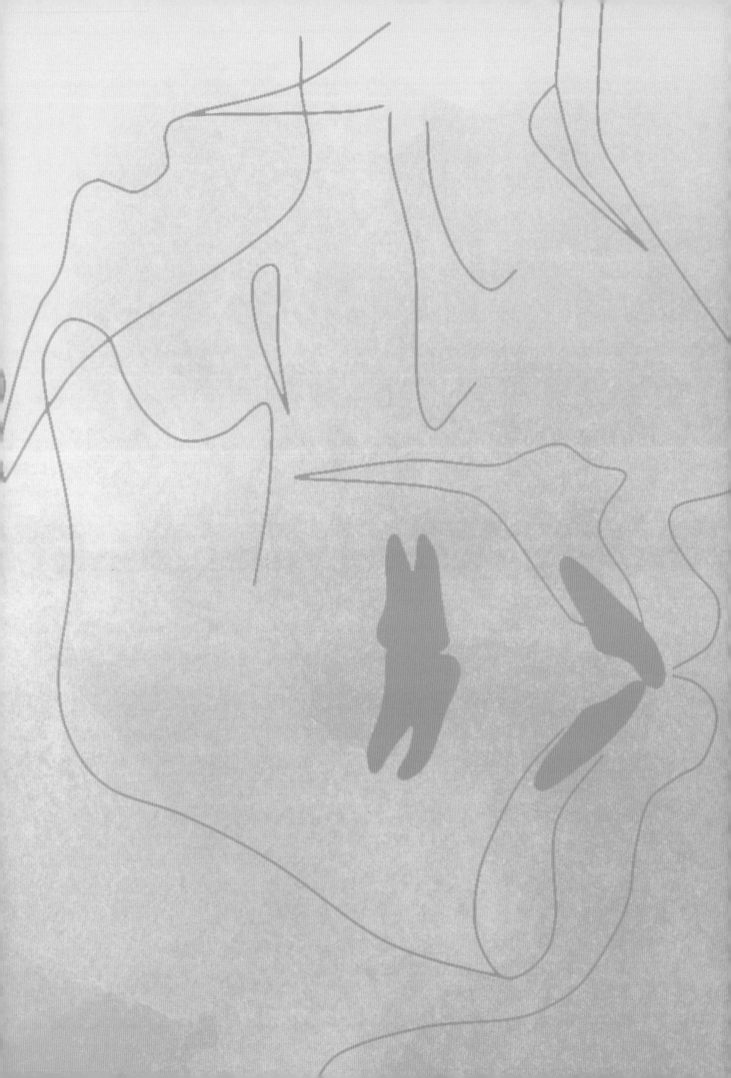

第1章
闻磨色变？
——口腔医生如何看待磨牙症

Turn Pale at the Smell of Bruxism？
—How do Dentists Think of Bruxism

本章重点

第1节 循证困境

磨牙症临床诊断难，单纯的循证证据难以为磨牙症患者提供个性化的治疗决策指导

第2节 口颌系统知识梳理

梳理口颌系统的相关知识，从口颌系统整体和部分的角度，分析在环境因素影响下，人体和口颌系统发生的结构变化，思考以行使功能为目的的下颌运动产生的咬合力，如何进行力的分析和设计，从而设定短期和长期的治疗目标与周期

第3节 多样性红利——新的解题思路

从口颌系统的整体出发，根据功能状态对患者进行积极治疗和保守治疗的分类；全面分析口颌系统的各部分结构、环境因素和人体的代偿情况，尝试为患者选择个性化的磨牙症解决方案

第1节 循证困境
Evidence-based Dilemma

一、关于磨牙症的循证研究

· 发病率高，对口颌系统造成的危害大，但因诊断方法有限，回顾性研究得到的发病率不可靠。

· 诊断方法包括问卷调查法、临床检查加问卷调查法和仪器检查法。

· 诊断"金标准"：睡眠多导实验室结果。

· 影响因素：主要包括遗传、精神因素、神经系统、咬合因素等。

· 治疗原则：保守为主；四大保守方法——𬌗垫、健康指导、心理疏导、药物。

二、磨牙症处理的困境

· 治疗决策：无法根据现有的诊断方法、影响因素等结论，建立有充分循证支持、普遍适用的治疗原则；在磨牙症的处置中，所有的循证证据都要求"全面分析""个性化"。

· 如何看待磨牙症：应从生理行为到病理状态理解磨牙活动。以释放心理压力为目标的牙齿交错行为称为磨牙活动；当磨牙活动频率及强度过高、过大，超过了口颌系统结构的承受能力，视为病理行为，即"磨牙症"；在这个生理和病理范围之间，为口腔副功能。

一、关于磨牙症的循证研究

欧洲功能𬌗学派认为，对于"磨牙症"应从一个范畴上去理解。当磨牙、紧咬牙、晃动等行为以释放精神压力为目的，并未对口颌系统结构造成影响，应视为功能运动。当这些运动频率过大、强度过高，对口颌系统结构的影响超出了其承受能力，使结构出现症状、功能存在问题，应视为病理行为，即"磨牙症"。在这个生理和病理范围之间，为口腔副功能（图1-1-1）。

磨牙症是口腔颌面部的一种常见病，发病率为8%～31%。正常情况下，人类上下颌牙齿的咬合由于神经肌肉保护性反射作用，能够明确地感知咬合力大小及咬合位置，因此能够有效防止咬合损伤。磨牙症患者的咬合行为通常是在无意识状态下进行的，包括磨牙、紧咬牙和无意识的短暂、高频、小幅牙齿交错行为，这些咬合行为存在时间过长、频率过高或强度过大时，可能出现下颌过度运动、咬合力过大，进而导致牙体硬组织过度磨损、咀嚼肌酸胀或疼痛、颞下颌关节损伤，严重时可能造成长期慢性口颌面部疼痛、影响口腔治疗的有效性和预后，损害患者的咀嚼、吞咽及言语发音功能，对患者的精神、生活和工作造成负面影响。

目前的研究显示磨牙症的病因多样：

· 遗传因素

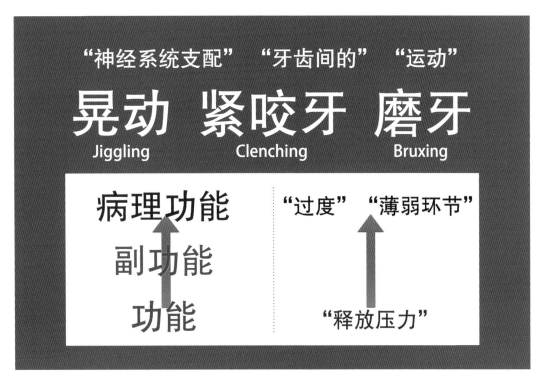

图1-1-1 如何看待"磨牙"行为

- 精神因素
- 神经系统异常
- 咬合因素
- 全身多因素的共同作用

（一）遗传因素

尽管目前尚无确切的证据表明磨牙症与遗传之间的相关性，但是有研究表明儿童期的磨牙症多与遗传因素相关，若父母患有磨牙症，则子女患磨牙症的概率将显著高于同龄人。

（二）精神因素

长期的兴奋紧张、过度疲劳或不良情绪均会影响大脑皮质的兴奋程度，进而引起咀嚼肌收缩，导致磨牙现象。调查发现多数磨牙症患者均伴有不同程度的抑郁、焦虑、紧张等负面情绪，这种现象在女性磨牙症患者中更为常见。上述不良心理特征的程度越高，患者出现磨牙症的概率及频率也越高。

（三）神经系统异常

近年来的研究表明，磨牙症的发生与中枢神经系统的化学调节机制相关，多巴胺、去甲肾上腺素等神经递质的传递异常，进而导致的睡眠轻度觉醒异常是引发磨牙症的重要因素。

（四）咬合因素

咬合关系的不协调是目前公认的磨牙症病因之一。牙列缺损、单侧咀嚼、早接触及咬合运动中的异常干扰等都可能会导致磨牙症的发生。

（五）全身多因素的共同作用

除上述原因外，其他全身性因素包括胃肠功能紊乱、气道功能异常、内分泌失调、过敏性疾病等也可能导致磨牙症，但这些因素具体的调节机制目前临床尚无定论。

磨牙症的诊断在过去很长一段时间内并无定论。Lobbezoo等在总结以前研究的基础上，提出了磨牙症的分级诊断：

- 单纯问卷调查
- 问卷调查和颌面部临床检查
- 肌电图或多导睡眠监测

其中，单纯问卷调查操作简单方便，但是由于有些磨牙症患者并没有自知的磨牙行为，因此该方法容易漏诊，适合大规模筛查时使用。问卷调查和颌面部临床检查一起应用可以在一定程度上降低漏诊率，但颌面部解剖缺陷是一个长期的发展过程，当患者尚未出现明显的牙体磨耗、牙周硬组织丧失等情况，诊断其是否磨牙仍然困难。多导睡眠监测是目前诊断磨牙症的"金标准"，但是该方法花费高、耗时长，由此限制了其在临床上的应用。

二、磨牙症处理的困境

由于磨牙症的病因多样性，目前没有磨牙症的标准治疗方案，Lobbezoo等于2017年提出了磨牙症治疗的4P［咬合板（Plates）、健康指导（Pep talk）、心理疏导（Psychology）、药物（Pills）］方法，但这些治疗方法尚缺乏大样本及长时间的随机临床试验研究。现阶段磨牙症治疗原则以保守治疗为主，方法包括：

- 咬合板治疗
- 行为医学疗法
- 药物疗法
- 生物反馈疗法

（一）咬合板治疗

咬合板治疗包括𬌗垫及下颌前伸装置等，是临床上干预磨牙症的常见方法之一。通过佩戴个性化咬合板使患者获得牙齿、肌肉及关节的平衡协调关系，进而达到保护牙体硬组织、缓解肌肉紧张的目的。研究表明，佩戴咬合板后，磨牙症患者咀嚼肌的异常活动较对照组显著减轻。咬合板虽然不能彻底根治磨牙症，但是操作方便且相对无创，能对口颌系统结构产生保护作用，是目前使用较广泛的治疗方法。

（二）行为医学疗法

针对磨牙症患者的心理治疗、生活习惯指导及肌肉放松治疗均被证明是磨牙症的有效治疗方法。减轻或消除患者的焦虑、抑郁及紧张情绪，指导患者形成健康的生活习惯（包括睡前放松、戒烟、少饮咖啡等兴奋性饮品、改善睡眠环境等）有利于缓解睡前的大脑兴奋程度，减轻磨牙的发生。针对肌肉放松的理疗和按摩等也有一定的治疗效果，但个体疗效差异较大。

（三）药物疗法

服用调节中枢神经系统药物及咀嚼肌内注射肉毒素是缓解磨牙症的方法之一。左旋多巴、氯硝西泮等睡眠改善药物可降低磨牙症患者的咀嚼肌运动频率，但由于缺乏大样本及长时间的临床研究，目前并没有广泛应用。研究发现，部分磨牙症患者在接受咀嚼肌内注射肉毒素后4周，症状可以获得明显的缓解，但是也有接受此疗法的患者出现了吞咽、开闭口困难等不良问题。

（四）生物反馈疗法

该方法将可发射电信号的设备安装在患者身上，当患者出现磨牙症状时，设备发出电信号惊醒患者，从而达到治疗效果。但该方法容易使患者在唤醒时受到惊吓，且设备使用的局限性大，难以在临床上大规模使用。

综上所述，磨牙症是一种多病因、涉及多种组织结构且治疗方法多样的疾病（图1-1-2）。正因为这些特点，目前国际上并没有磨牙症的标准化诊断及治疗原则，缺乏以病情程度为依据的循证医学治疗指南。

Manfredini和Lobbezoo等于2020年指出，目前专家组正在研究讨论制订出针对磨牙症的多维度标准化评估诊疗方案，全球多个研究中心将采用多维度标准化评估列表收集、整理患者的资料，以期制订出国际通用的磨牙症临床诊断和治疗决策方案。但该计划刚刚完成专家组讨论，尚未开始在多中心进行临床资料的大规模收集。

因此，口腔医生需要对每一个存在磨牙行为的患者进行全面分析，根据其临床主诉、病史和生活饮食习惯等综合情况，提供合适的治疗方案，获得长期稳定的口颌功能。

```
磨牙症特点
————————————
多病因
诊断难
无标准治疗方案
复杂系统性疾病
```

图1-1-2 知识卡片-磨牙症特点

第2节 口颌系统知识梳理

Concepts in Stomatognathic System

一、导读

· 梳理和解释口颌系统的功能、结构、环境因素、治疗目标和治疗周期间的关系。

二、口颌系统知识梳理

（一）口颌系统的功能
· 口颌系统的功能包括咀嚼、言语、美观、呼吸、吞咽、头部姿态维持和压力管理。

（二）口颌系统的功能性结构
· 包括颅下颌系统、神经肌肉系统和咬合/骀。

（三）口颌系统的运动
· 下颌运动主要是为了行使功能。为行使口颌系统功能的运动是功能运动。此外，还有边缘运动和口腔副功能运动。

（四）力的存在
· 白天和夜晚。

（五）环境影响因素
· 包括生物性因素、机械性因素和其他环境刺激因素。环境因素间有叠加作用。环境因素应从在口颌系统疾病的发生、发展中起到的作用和其可控性来分析。

（六）口颌系统的调节机制
· 包括适应、代偿和失代偿；口颌系统的每一个结构都可能出现症状和体征。

（七）功能性结构的代偿与失代偿
· 咬合是完成口腔系统功能的重要功能性结构，在环境因素的影响下，咬合可能出现静态和动态情况下的代偿与失代偿

（八）口颌系统疾病的治疗目标
· 短期目标为恢复患者的功能；长期目标为控制环境因素，稳定患者的口颌系统结构。

（九）口颌系统疾病的治疗周期
· 包括感染控制期、缺损修复期、功能重建期和随访控制期。本书着重讨论口腔副功能问题在口颌系统疾病治疗中的功能重建和随访控制期。

一、导读

人体器官的作用是行使功能。不论在生长发育过程中，还是发育完成的成熟个体，在环境因素的影响下，器官都会发生变化，进行自我调节，维持生存所需功能的进行。当外界环境影响过大，人体器官就会发生变化，最终机体丧失功能，成为病理状态。此时，一切治疗/处理的目的都是为了将器官的病理状态恢复并保持在生理状态，以恢复器官所需行使的机体功能。

口颌系统是人体的组成部分。为了了解磨牙症处理的新思路，我们需要对口颌系统知识进行梳理（图1-2-1）。

口颌系统的功能包括咀嚼、言语、美观、呼吸、吞咽、头部姿态维持和压力管理。口颌系统的功能性结构分为颅下颌系统、神经肌肉系统和咬合/骀。功能性结构的作用是行使口颌系统的功能。口颌系统的结构还可分为颞下颌关节、口颌系统肌肉、牙周软硬组织和牙体组织。

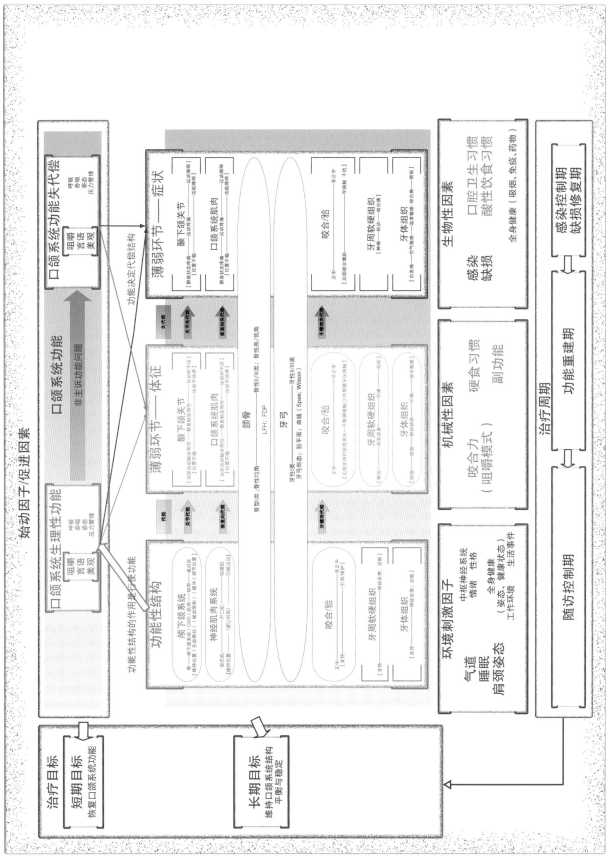

图1-2-1 口颌系统知识梳理

在环境因素（包括来自机体的内部环境因素和外界环境因素）、生物性和机械性因素作为病因（始动因素）的作用下，口颌系统的功能可能受到影响。人体为了维持基本的功能，将会在结构上进行调节。这种调节也称为代偿机制。

此时若口颌系统的某一个或多个结构出现了薄弱性的病理表现，但未被人体主观感知，称为体征；若人体已经能够感知到了急慢性疼痛等情况，称为症状。结构上发生变化后，口颌系统的功能得以维持，称为功能的代偿。如果结构上发生了变化后，口颌系统的功能未能恢复正常，则称为功能的失代偿。

结构的调节发生在口颌系统的3个维度上：关节代偿、垂直向代偿和牙槽突代偿。结构调节是伴随人终生的。生长发育完成前，在遗传和环境的共同作用下，颌骨和牙弓会发育成一定的形态特征；生长发育完成后，在内外环境因素的作用和人体结构的调节过程中，口颌系统的颞下颌关节、肌肉、牙周、牙体组织，以及颌骨、牙弓形态等都会发生动态的变化。

口颌系统的整体治疗目标是，当口颌系统的功能发生问题时，医生帮助患者发现并去除/减轻作为始动因素的刺激因素，协调机体的适应力，对代偿或失代偿的结构进行处理，最终使口颌系统的功能恢复到正常的状态。这个状态可能并非"完美"，但是能够让患者恢复正常的生活。

治疗完成后，口腔医生还应全面分析作为疾病促进因素的外界因素，以及患者本身的适应能力，为患者提供合适的维护方案，长期保持口颌系统各个结构的平衡与稳定。

治疗开始前，医生对患者的口颌系统功能状态、结构的代偿情况以及环境影响因素的全面分析是非常重要的。这些信息有助于帮助医生判断"能"与"不能"、"为"与"不为"，制订合理的治疗周期。

二、口颌系统知识梳理

（一）口颌系统的功能

口颌系统的功能包括咀嚼、言语、美观、呼吸、吞咽、头部姿态维持和压力管理（图1-2-2）。

口颌系统作为人体的一部分，其功能的正常行使是为了维持人体的生存。

临床上经常涉及的名词

功能　美观

口颌系统主要功能

·咀嚼　·言语　·美观
·呼吸　·吞咽
·头部姿态维持　·压力管理

图1-2-2　知识卡片–口颌系统的功能

其中，呼吸、吞咽、头部姿态维持和压力管理同属于口颌系统参与的机体功能，此类功能出现问题而到口腔专业就诊并不常见。但在治疗中，口腔医生要综合考虑鼻部、咽喉部、肩颈部及全身姿态和口腔副功能情况等信息，判断口腔治疗的难度、风险、预后和治疗稳定性。

学习【口颌系统功能】的思考角度：
口腔治疗的目的是什么？

到口腔科就诊的患者，主要表现的口颌系统的功能问题包括（图1-2-3）：

1. 咀嚼功能问题

咀嚼效率降低、咀嚼无力、咀嚼不适、偏侧咀嚼、切割功能受限等。

2. 言语功能问题

发音不清、长时间说话后不适（疼痛、口干、咽喉部疼痛）等。

3. 美观功能问题

（1）牙体颜色缺陷

全牙列或部分牙列/牙体区域的轻/中/重度变色、染色等。

（2）牙体形态缺陷

过小牙、形态缺损等。

（3）排列缺陷

牙列中牙体的轴向、高低位不齐，拥挤，间隙和牙弓前突等。

（4）唇齿关系缺陷

休息和/或功能运动时牙齿暴露过多或不足，露龈笑，口唇偏斜或前突等。

咀嚼 前后牙咬合的问题分析 （切割、研磨） 言语 前牙咬合的问题分析 美观 前牙形态的问题分析	呼吸 "中央气道"问题 睡眠问题 吞咽 唾液分泌问题 咽喉部肌肉问题	姿态维持 上行反应链 下行反应链 压力管理 口腔副功能 人体的情绪调节
·患者多以此类功能失代偿为主诉到口腔专业就诊 ·检查、诊断时应综合分析患者的代偿能力、薄弱环节	·此类功能失代偿到口腔专业就诊并不常见 ·在口腔治疗中要综合考虑鼻部、咽喉部结构问题，判断口腔疾病的复合病因及治疗的难度、风险、预后和治疗稳定性	·此类功能失代偿到口腔专业就诊并不常见 ·在口腔治疗中要综合考虑肩颈部、全身姿态及副功能情况，以判断口腔治疗的难度、风险、预后和治疗稳定性

图1-2-3 口颌系统的功能问题

（5）颌面部缺陷

面部偏斜、面部比例不协调等。

需要注意的是，有些患者以功能问题为主诉就诊，有些患者的主诉问题可能并非功能障碍。

（二）口颌系统的功能性结构

为了行使口颌系统功能而存在的结构单元称为功能性结构。

功能性结构以行使口颌系统的功能运动为目的，分为3个组成部分（图1-2-4和图1-2-5）：

- 颅下颌系统（CMS）
- 神经肌肉系统
- 咬合/𬌗

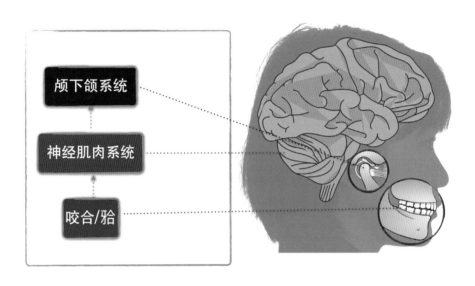

图1-2-4　口颌系统的功能性结构

学习【口颌系统的功能性结构】的思考角度：结构是为了行使功能；结构在终身发生变化

口颌系统的功能性结构

颅下颌系统
神经肌肉系统
咬合/𬌗

图1-2-5　知识卡片-口颌系统的功能性结构

1. 颅下颌系统（CMS）（图1-2-6和图1-2-7）

整个颞下颌关节包括骨、软骨、韧带、肌肉、神经、血管等多种性质的组织结构。在下颌功能运动中，颞下颌关节以"复合体"的形式发挥作用。有些学派称之为颅下颌系统，有些学派称之为髁突-关节盘复合体，都是在阐述颞下颌关节在本质上的系统性、复合性。

作为连接颅骨和下颌骨的复合性结构，应该从CMS的功能来理解它的组成。

任何下颌运动都应从颅下颌系统决定的起始位置开始。因此，CMS主要起到限定"位置"的作用。

静息状态下，不论是髁突（硬质骨）还是关节盘（软骨），在CMS肌肉、关节韧带和盘后区的综合调节下，维持在一个可重复的、稳定的位置，在这个位置上，口颌系统的结构是健康舒适的。

运动结束后，下颌应能在CMS肌肉的作用下回到这个位置。受到急性外力（如外伤）或慢性外力（如创伤性𬌗力）的作用时，CMS肌肉能够起到调节作用，使下颌尽量回复到能够正常行使功能的、无症状的位置。

不同的结构特性，决定了在"位置限定"过程中，其产生作用的机制不同。

（1）关节韧带

关节韧带是致密的纤维结缔组织，其韧性大、弹性低，在正常情况下应是紧绷、无拉伸状态。当外力作用时，韧带发生一定程度的牵拉，像绷带一样限制髁突、关节盘向某一方向过度地活动，通过"被动"限制的方式起到维持位置的作用。

（2）CMS肌肉

包括翼外肌上头、咬肌深层和部分颞肌前份（部分人群中）。这组肌肉群分别附着在髁突、关节盘或颧弓等肌肉附着点。在下颌处于静息状态时，口颌系统其他的肌肉组分是放松的状态，而CMS肌肉群通过主动收缩的作用，牵拉骨性结构，通过"主动"牵拉的方式维持下颌位置。

（3）髁突后的盘后区

髁突后的盘后区是疏松结缔组织，富含神经、血管和淋巴组织，除产生关节滑液的营养作用外，这个区域在外力作用于下颌时，通过内部神经的精细调节，以"缓冲"的方式调节下颌位置，保护髁突后颅内重要的神经结构。

学习【颅下颌系统】的思考角度：
静息和运动状态下，颅下颌系统每部分的性质和主要作用

颅下颌系统的结构与作用

骨——颅下颌系统肌肉——关节韧带——盘后区
维持位置（主动牵拉）（被动限制）（缓冲）——调节位置

图1-2-6 知识卡片-颅下颌系统的结构与作用

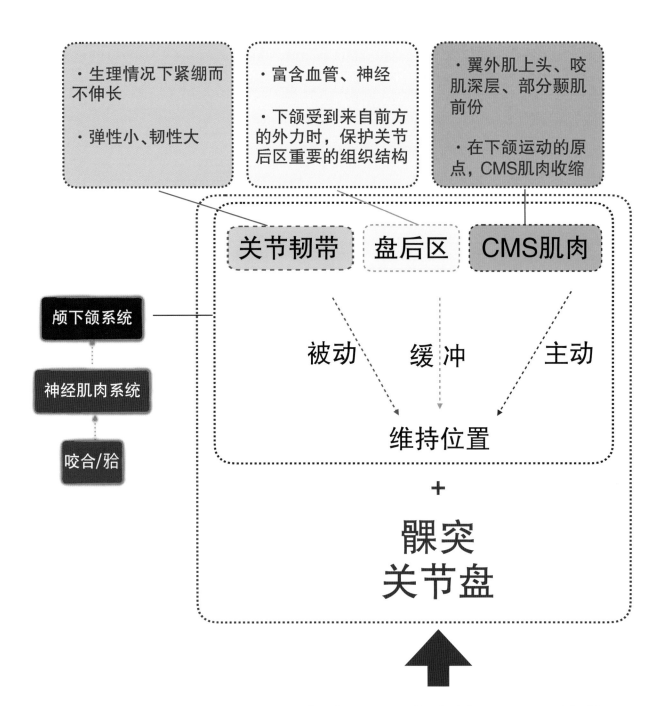

图1-2-7　颅下颌系统的结构与作用

2. 神经肌肉系统（图1-2-8和图1-2-9）

神经肌肉系统包括姿态肌群、开口肌和咀嚼肌。神经肌肉系统的具体肌群组成见第6章第2节。在进行神经肌肉系统解剖的学习中，要从肌肉收缩产生的作用出发，去思考肌肉的附着位置、收缩的矢量方向、拮抗肌群的位置和作用，这样才能顺利地理解病史、症状等临床信息和肌肉触诊检查发现的阳性结果之间的关系。

（1）姿态肌群

在口颌系统功能和结构的平衡中，不同方向的肌群需要和肩颈肌肉协调，使下颌的位置、头部姿态得以维持，肌群间达到平衡。

（2）开口肌

口颌系统的肌肉收缩是受到神经系统调节的，当咬合早接触或干扰发生时，牙齿表面和牙周组织的机械受体感受器会通过中枢神经系统进行快速的调节，继而发生肌肉的收缩来进行早接触点和干扰的避让。

（3）咀嚼肌

下颌运动是由肌肉收缩驱动的，口颌系统的功能运动是通过神经肌肉系统的收缩牵拉完成的。

学习【神经肌肉系统】的思考角度：

静息和运动状态下，神经肌肉系统每部分的主要作用

神经肌肉系统的结构与作用

姿态肌群——开口肌——咀嚼肌

维持位置————避让机制————功能运动

图1-2-8 知识卡片-神经肌肉系统的结构与作用

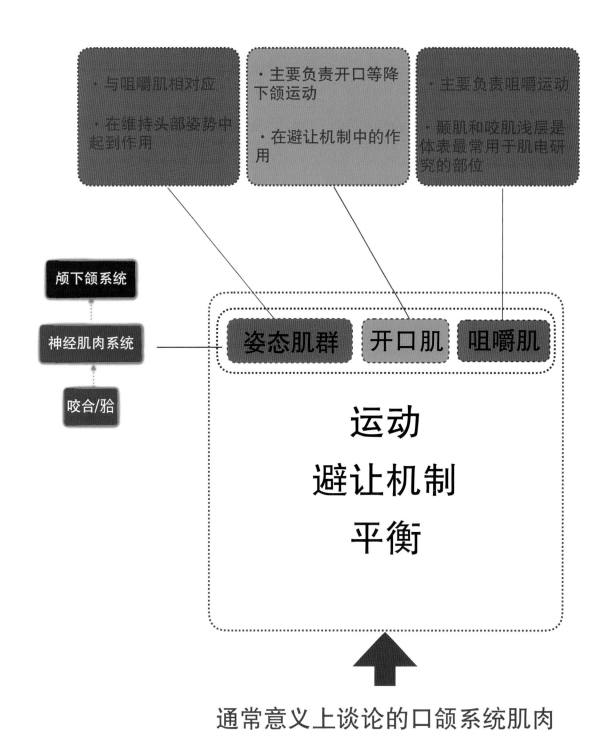

图1-2-9 神经肌肉系统的结构与作用

3. 咬合/𬌗（图1-2-10和图1-2-11）

咬合是上下牙齿发生接触的关系。从接触发生的形式，可以分为静止状态的正中咬合和运动状态的非正中咬合。

从"力"产生的时限，𬌗力可以分为静态正中咬合时产生的力（在牙长轴的轴向力方向上考量）和动态非正中咬合时产生的力（在侧向力方向上考量）。

不论是谈论牙齿引导运动层面的"尖牙保护𬌗""组牙功能𬌗""平衡𬌗"，还是讨论咬合干扰，其实都是在判断口颌系统的运动中，会产生多大的力量，有无对组织过度负荷的力量，如何分配必需的力量，降低不必要的力量。正中咬合主要提供力量的支持，非正中咬合主要通过分散力量起到对组织的保护。

学习【咬合】的思考角度：
静息和运动状态下，咬合的性质和主要作用；
"咬合"只是口颌系统功能性结构的一部分，
功能行使需要"咬合"与其他结构共同作用下完成

咬合/𬌗

正中（功能尖/非功能尖）—非正中（引导斜面）

支持————————引导/保护

图1-2-10　知识卡片-咬合/𬌗的结构与作用

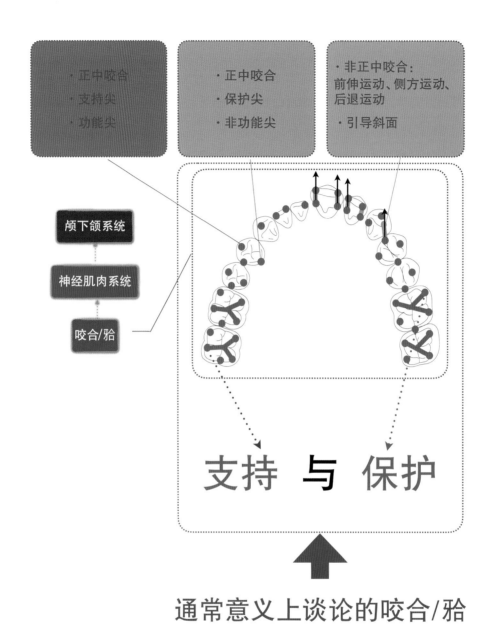

图1-2-11　咬合/𬌗的结构与作用

（三）口颌系统的运动

神经系统发出指令，肌肉牵动下颌骨运动，上下颌骨中排列的牙齿咬合面发生各种形式的接触，从而完成口颌系统的各项功能。也就是说，口颌系统的结构通过运动行使口颌系统的功能。

口颌系统的运动包括以下几种形式（图1-2-12）：

1. 边缘运动

以颅下颌系统（骨、关节盘、韧带、肌肉）和神经肌肉系统的附着范围为限定，在三维矢量方向上，下颌向各个方向进行运动的边缘范围。最大前伸运动、最大侧方运动、最大开口运动的定义都是在描述下颌能够在怎样的范围内活动。

这种运动模式在现实生活中很少自主发生，但对边缘运动的研究结果可以帮助医生理解口颌系统结构的生理和病理状态。

2. 功能运动

进行咀嚼、呼吸、吞咽、发音、姿态维持以及表情展示等功能性活动时，下颌发生的运动模式。这种运动是对口颌系统疾病分析以及治疗时，应该进行模拟的。但功能运动很难被仪器准确地记录和测量。

对于以释放压力为目的的牙齿接触行为，如"磨牙""紧咬牙"以及无意识的牙齿接触性"晃动"，当牙齿接触所产生的力量负荷没有超过口颌系统结构的耐受能力时，归类于功能运动。

3. 口腔副功能运动

当以释放压力为目的的牙齿接触行为所产生的力量负荷过大，超过了口颌系统结构的耐受能力，对口颌系统的结构产生了不良影响，称为口腔副功能运动。口腔副功能运动的模式包括磨牙、紧咬牙和牙齿晃动。

学习【运动】的思考角度：
科学研究中定义的运动和现实中发生的运动
不同时间维度上发生的运动

口颌系统的运动

边缘运动
功能运动
口腔副功能运动

图1-2-12 知识卡片-口颌系统的运动

（四）力的存在

口颌系统进行运动时，肌肉收缩会产生力。发生咬合接触时，力会通过咬合传递到口颌系统的每一个结构上。

从时间上，运动分为白天的功能运动（咀嚼、言语、吞咽、呼吸）和口腔副功能运动（磨牙、紧咬牙及其他异常口腔习惯）时产生的力与夜间的功能运动（吞咽、呼吸）和口腔副功能运动时产生的力。

"磨牙"活动会通过咬合接触产生力，从检查、诊断和决策、治疗以及对短期、长期疗效的判断中，都应该考虑不同时间维度上（白天和夜间）存在的力，以及不同方式（功能运动和口腔副功能运动）存在的力对口颌系统结构的影响，从而制订合理的治疗计划，达到治疗目的，并能维持长期治疗效果的稳定（图1-2-13）。

学习【力的存在】的思考角度：
有咬合接触的运动会产生力，施加在"咬合"
相关的结构中

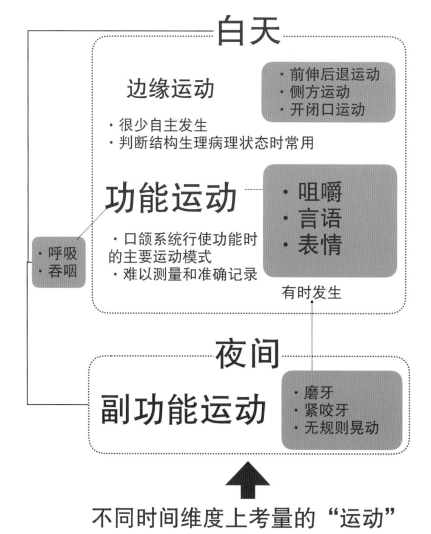

图1-2-13 如何考量口颌系统的运动

（五）环境影响因素（图1-2-14）

口颌系统是人体组成的一部分，面临来源于外部环境或机体内部环境的影响因素。

这些影响因素有时是口颌系统疾病的始动因素，有时是促进因素，也可能作为始动因素和促进因素同时存在。

这些影响因素的出现、严重程度、降低和消除等情况并不是绝对的，能够被患者、医生主动地进行干预和控制的程度也不是绝对的。这也是口颌系统多因素疾病需要全面检查分析的原因。

口颌系统环境影响因素主要包括：

1. 生物性因素

生物性因素中包括感染性因素、组织缺损、口腔卫生习惯、酸性饮食习惯以及因吸烟、免疫、长期服用药物等造成的全身易感状态。

感染性因素是大部分口腔疾病的始动因素，需在治疗初期去除，并在治疗的所有周期内尽量避免再次出现。

组织缺损因素会加重患者对机械性因素的不耐受，以及影响功能恢复的效果，需在设定治疗目标时全面考虑。

其他生物性因素造成的全身易感状态，其控制程度更多取决于患者自身。其中全身健康状态相关的生物性因素（免疫、药物）不易控制。

2. 机械性因素

机械性因素包括咬合力，以及硬质饮食和口腔副功能习惯。

如果患者接受了咬合相关的治疗，机械性因素的控制更多依靠口腔医生。

硬质饮食习惯的控制更多依靠患者自身。

口腔副功能习惯不易控制。

3. 其他环境刺激因素

气道、睡眠情况和肩颈部肌肉的状态与口颌系统的症状密切相关，经常作为促进因素持续存在，甚至可能是口颌系统疾病的始动因素。此外，患者的情绪、心理、工作、生活事件等社会心理因素，以及全身健康状态（躯体姿态和系统性疾病）都作为疾病的影响因素存在，且不易被口腔医生控制。

学习【环境影响因素】的思考角度：
哪些因素主要由患者控制；哪些因素主要由医生控制
始动因素和促进因素的不断变化；哪些因素难以控制

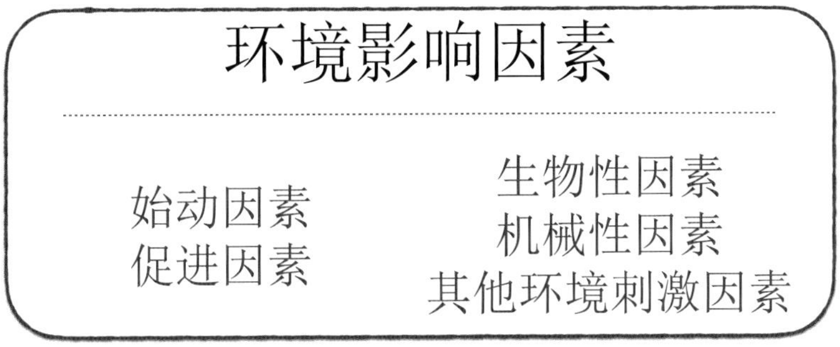

图1-2-14 知识卡片-环境影响因素

（六）口颌系统的调节机制

面对环境的变化，人体结构会以维持功能为目标，发生结构的调节来应对外界环境的变化（图1-2-15）。

```
口颌系统的调节机制

适应      关节代偿      薄弱环节
代偿      垂直向代偿    症状、体征
失代偿    牙槽突代偿
```

图1-2-15 知识卡片-口颌系统的调节机制

1. 口颌系统的调节

口颌系统的调节机制主要包括（图1-2-16）：

（1）适应

在神经系统的支配下，为应对外界环境因素的变化，一些结构发生的反应是迅速的。如闭口过程中有早接触点时，颞下颌关节区的

韧带会发生一定程度的伸长，从而下颌会产生前后向及左右向滑动，最终达到最大牙尖交错位，此时才能满足咀嚼功能的需求。一些结构的变化相对缓慢，如为适应大负荷的咬合力，肌纤维会逐渐增粗。

（2）代偿

从个体的角度看，当外界环境因素长期存在，如咬合干扰导致的长期颌位不调，可能会引起单侧或双侧的颞下颌关节区韧带松弛、牙齿硬组织的磨损或牙齿的移位，而经过了这些结构的变化，咀嚼功能能够正常进行，就称为代偿。在代偿阶段，结构的变化并不会造成其本身出现症状，但结构的变化趋势却是向病理状态发展的。

（3）失代偿

如果外界刺激长期存在或刺激强度加大，结构的变化已经不能满足功能的需求，结构出现症状，同时功能受到影响，就称为失代偿。

从演化的角度看，口颌系统在个体发育过程中，以及发育完成后，在3个维度发生代偿性

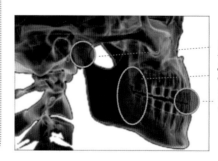

图1-2-16 适应、代偿与失代偿

变化:

1)关节 ——如关节盘的形态改变和移位、髁突的形态改建和骨质吸收、韧带的松弛程度改变等。

2)颌骨垂直向 ——如颌骨开张角度、颌骨间距离改变等。

3)牙槽突——如牙槽骨的形态表现、牙齿排列异常、牙槽突的增生或吸收、牙齿移位和缺损等。

2. 薄弱环节:症状与体征(图1-2-17)

生物性和机械性的刺激因素对口颌系统的每一个区域(牙体硬组织、牙周组织、颞下颌关节区组织结构、神经肌肉系统)都会造成影响。

在同等刺激因素存在的情况下,口颌系统中调节能力差的结构称为薄弱环节。

(1)症状

结构变化发生后,患者出现了自主感知到的问题,如牙齿的冷热敏感、松动、咬合疼痛、肌肉及关节区的疼痛和运动受限等,即为症状。

(2)体征

有时结构已经发生了变化,但是患者本身并未感知到疼痛或不适,临床上能够被医生检查出来,即为体征。

学习【口颌系统的调节机制】的思考角度:

环境的影响下,哪些结构自身发生变化后,满足了功能

哪些结构进行了调节也无法满足功能

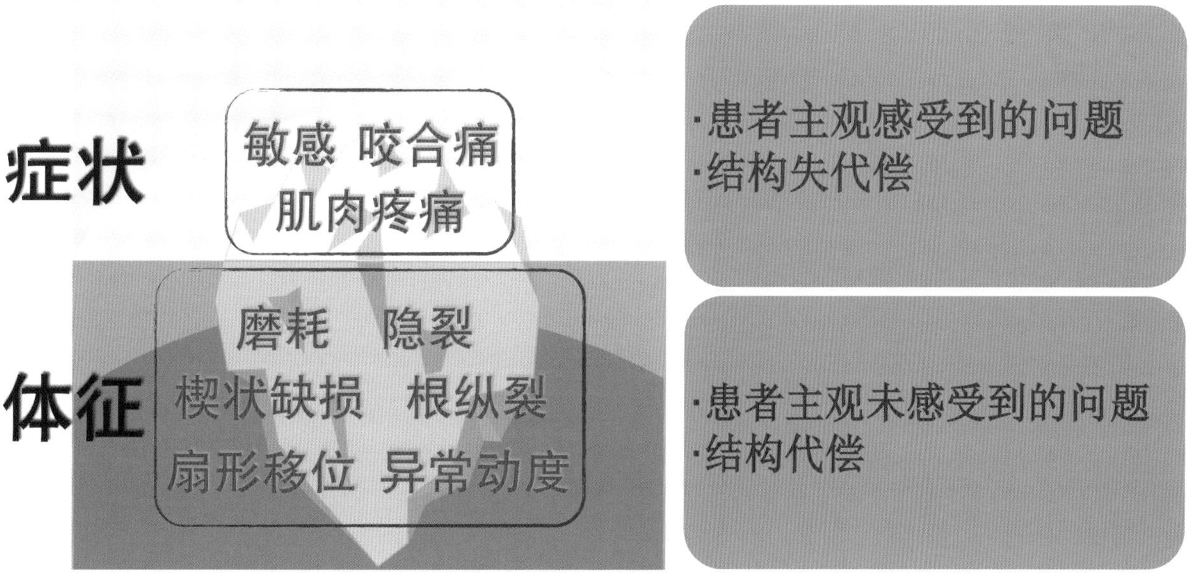

图1-2-17 症状与体征

（七）功能性结构的代偿与失代偿

环境因素作用在口颌系统的结构上，结构会发生相应的调节，最终目的是维持口颌系统的基本功能。

医生需要先收集全面的资料，以判断口颌系统功能和结构的病理状态，分析造成患者病理状态的直接或综合病因，明确患者暴露在怎样的环境刺激因素下，以及预判患者机体的薄弱环节和适应能力、环境因素的稳定性，从而利用医学的科学证据、知识，采取恰当的技术和手段，通过治疗口颌系统的结构帮助患者恢复正常的功能。

1. 功能性结构的代偿（图1-2-18）

（1）颅下颌系统的代偿状态

颅下颌系统的代偿状态为下颌位置不稳，功能运动时颅下颌系统区域不适，功能运动不协调。

（2）神经肌肉系统的代偿状态

神经肌肉系统的代偿状态为下颌和/或头颈区域姿态不稳，功能运动时肌肉附着区域不适，功能运动不协调。

（3）咬合/𬌗的代偿状态

咬合/𬌗的代偿状态为后牙区的正中咬合有丧失，但前牙区无明显受力过度的表现；非正中咬合时，咬合面平衡侧及工作侧磨牙区有接触。

2. 功能性结构的失代偿（图1-2-18）

（1）颅下颌系统的失代偿状态

颅下颌系统的失代偿状态为下颌位置非常不稳，与咬合位置明显不一致，功能运动时颅下颌系统区域疼痛，功能运动障碍。

（2）神经肌肉系统的失代偿状态

神经肌肉系统的失代偿状态为下颌和/或头颈区域姿态非常不稳，功能运动时肌肉附着区域疼痛，功能运动障碍。

功能性结构的代偿

颅下颌系统　神经肌肉系统

【位置不稳】 ——咬合/𬌗—— 【运动不协调】

【后部支持代偿性丧失】 —— 【平衡侧、工作侧磨牙区接触】

功能性结构的失代偿

颅下颌系统　神经肌肉系统

【位置不稳】 ——咬合/𬌗—— 【运动障碍】

【后部咬合塌陷】【早接触】

图1-2-18　知识卡片-功能性结构的代偿与失代偿

（3）咬合/𬌗的失代偿状态

咬合/𬌗的失代偿状态为后牙区的正中咬合塌陷，前牙过度受力表现明显；出现个别牙早接触；非正中咬合时，有明显的咬合干扰点。

3.薄弱环节的症状与体征（图1-2-19）

（1）薄弱环节的症状

患者对颞下颌关节、口颌系统肌肉、牙周软硬组织和牙体硬组织感受到了相应的疼痛不适。

（2）薄弱环节的体征

颞下颌关节、口颌系统肌肉、牙周软硬组织和牙体硬组织在临床检查中发现的检查阳性结果，但患者本身并无主观感知。

这里要强调的一点是，单纯生物性的感染因素引起的结构症状有较明确的诊疗方案，为避免生物性因素和机械性因素作为始动因素和/或促进因素的混杂效应，在判断口颌系统结构的症状和体征时，应先通过前期治疗去除生物性的感染因素。此处提到的"薄弱环节"更多从机械性层面考量。在进行治疗决策时，口腔医生如何在"咬合"层面分配功能运动时产生的力，需要考虑到组织结构本身对来源于功能运动中咬合接触产生的力的负荷，到底有多大的耐受能力。

学习【薄弱环节】的思考角度：
口颌系统的哪一个结构对力量是不耐受的

> **薄弱环节的失代偿-症状**
>
> 颞下颌关节、口颌系统肌肉
> 【疼痛；运动障碍】
> 牙周软硬组织
> 【肿痛；松动；咬合痛】
> 牙体硬组织
> 【自发痛；空气敏感；温度敏感；咬合痛；劈裂】

> **薄弱环节的代偿-体征**
>
> 颞下颌关节、口颌系统肌肉
> 【触诊不适；运动不适】
> 牙周软硬组织
> 【移位；异常动度；叩痛；松动】
> 牙体硬组织
> 【缺损；隐裂；楔状缺损；叩痛；探诊敏感】

图1-2-19　知识卡片-薄弱环节的症状与体征

4. 静态和动态下的咬合/殆问题（图1-2-20和图1-2-21）

咬合/殆作为"功能性结构"的组成之一，是最终口颌系统能够"落实"功能作用的重要结构。在殆的结构调节机制中，可能出现"代偿"和"失代偿"状态。从"静息"状态和"运动"状态去理解，通常我们讨论的"咬合问题"，表现在正中咬合时的后部支持不足和非正中咬合时的力量分布不协调。

正中咬合主要的作用是提供支持。如果后牙因为缺失、松动、磨耗等造成支持能力下降，称为后部支持丧失（Lost of Posterior Support, LPS）。此时，后牙区的支撑稳定作用就会下降，前牙区可能会出现修复体破损、牙齿移位和松动、牙周膜增宽、异常动度或牙体组织磨耗等表现。

非正中咬合的主要作用是确保力量的协调分配。如果咀嚼力大、患者有硬质饮食习惯或口腔副功能行为强，则牙齿接触的力量负荷较大。这些大的负荷力施加在口颌系统的薄弱环节上，就会引起相应的体征甚至症状。

口腔医生在探讨"殆"的设计原则时，应

```
┌─────────────────────────────────────┐
│      静态和动态咬合/殆                  │
├─────────────────────────────────────┤
│ 静态——正中咬合——后部支持丧失          │
│ 【该受力的地方没受力】                  │
│ 动态——非正中咬合——力量分布不均匀      │
│ 【不该受力的地方受力了】                │
└─────────────────────────────────────┘
```

图1-2-20 知识卡片-静态和动态下的咬合/殆问题

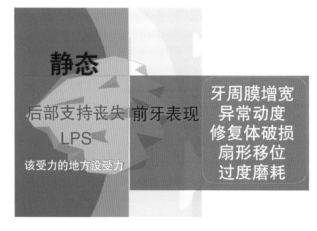

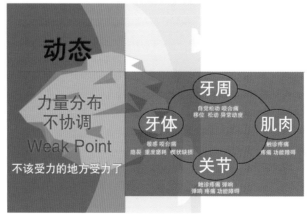

图1-2-21 知识卡片-正中咬合与非正中咬合

首先了解每一名患者独特的口颌系统结构的代偿状态，薄弱环节究竟是哪一个或几个组织，在治疗后，这些薄弱的组织需要承担多大的功能/口腔副功能力量，才能进行个性化的殆设计。

学习【静态和动态下的咬合/殆问题】的思考角度：

正中和非正中咬合的作用；殆问题导致的力量支持不足或不协调，体现在口颌系统的薄弱环节上

（八）口颌系统疾病的治疗目标（图1-2-22）

如果经过检查发现，口颌系统功能失代偿的主要原因是颅下颌系统和神经肌肉系统本身的问题，需要颞下颌关节专科医生、疼痛专科医生等处理。但大多数临床情况下，功能失代偿的原因是"咬合"层面出现了问题，如牙体、牙周的症状，牙体形态、排列关系和接触关系发生了异常等。此外，咬合也是口颌系统功能性结构最终发挥作用、行使口颌系统功能的部位。

口颌系统疾病治疗时，需要牙体医生、牙周医生、外科医生、修复医生、正畸医生、正颌医生等通过调整或恢复功能性结构——咬合/殆

来帮助患者恢复丧失了的口颌系统的功能。这是口颌系统疾病治疗的整体目标。

患者接受了咬合改变的积极治疗，重建了口颌系统的功能后，或患者在就诊时并未存在咀嚼、言语或美观的功能性问题，口腔医生仅为患者进行感染控制或缺损修复等治疗（牙周系统治疗、牙体缺损的充填治疗等），也应鉴别出患者口颌系统潜在的不稳定因素。对患者进行口腔健康指导，设定合理的复诊周期，通过疗效维护期的定期随访，帮助患者的口颌系统结构维持健康稳定的状态，避免功能问题的出现。

不论哪一名专科医生，对口颌系统的结构进行治疗，都是为了达成短期和长期两个治疗目标：

1. 短期目标：恢复患者的口腔功能

从治疗结束的时间点看，口腔治疗是为了恢复患者的三大口腔功能（咀嚼、言语、美观）。

2. 长期目标：维持口颌系统结构健康稳定的状态

学习【治疗目标】的思考角度：

持续存在、动态变化的环境因素下，治疗的短期目标与长期目标

口颌系统疾病治疗的目标

·恢复患者的口腔功能
——咀嚼、言语、美观
·维持口颌系统结构健康稳定的状态

图1-2-22 口颌系统疾病治疗的目标

（九）口颌系统疾病的治疗周期（图1-2-23和图1-2-24）

口颌系统疾病的治疗周期

感染控制期
缺损修复期　功能重建期　随访控制期

图1-2-23　知识卡片——口颌系统疾病的治疗周期

多学科口腔疾病治疗分期

感染控制期　缺损修复期	功能重建期	随访控制期
感染缺损筛查表	**本书重点**	**疗效维持**

症状		体征		查	牙周组织相关

感染控制期　缺损修复期

感染缺损筛查表

症状		体征	
自发疼痛	牙齿松动	龋	松动
冷热疼痛	食物嵌塞	楔状缺损	探诊出血
冷热敏感	牙缝增大	隐裂	深牙周袋
浮起感	牙龈萎缩	叩痛	牙龈增生
咬合疼痛	牙龈疼痛	瘘管	牙龈红肿
咬合不适	牙龈肿大	脓肿	菌斑
	牙龈出血	溢脓	牙石

功能重建期

本书重点

查
询症状、录体征
结构、运动记录
断、决
多维诊断、"点线面"分析
三步决策法
多学科治疗计划
治
多学科沟通表格
保守处理
积极处理

随访控制期

疗效维持

牙周组织相关
复诊：复发风险评估
复诊间隔确定
复查：复查内容
复治：处理内容

牙体组织相关
龋病筛查与控制

功能治疗相关

咬合控制
口腔习惯、生活习惯控制

图1-2-24　口颌系统疾病的治疗周期

1. 感染控制期

感染性因素和机械性因素的叠加效果会加重结构的问题，因此，对结构病理状态的处理先从去除明确的感染性因素开始。

口腔医生应先检查、诊断出牙体牙髓和牙周感染性疾病的病因，治疗龋齿、牙髓炎、根尖周炎、牙龈炎、牙周炎等疾病。

感染性因素去除后，口腔医生应在后期的功能重建期，对患者进行口腔健康指导，控制患者主导的生物性因素的影响（口腔卫生习惯、酸性饮食习惯等）。

2. 缺损修复期

软硬组织缺损性因素也和机械性因素密切相关。缺损严重的软硬组织将对力量负荷不耐受。软硬组织缺损同时会影响功能重建效果（美观、口腔卫生自洁能力等）。因此，应在功能重建期前完成组织缺损的修复。

口颌系统的全面检查从感染控制期和缺损修复期开始前进行。此二期完成后，或再次进行全面检查，重新评估机械性因素和其他环境因素的影响及口颌系统结构的代偿能力。

3. 功能重建期

口腔医生通过治疗功能性结构，恢复整体的口颌系统功能。

如果颅下颌系统和神经肌肉系统症状明显，且影响了功能，需要专科医生优先处理。但大多数情况下，功能的失代偿与功能性结构"咬合"密切相关，且经过了治疗的颅下颌系统和神经肌肉系统，最终也需要通过稳定的咬合实现口颌系统的功能。

因此，口腔医生需要利用咬合的"复""修""建"，通过传统修复治疗、种植治疗、正畸治疗等方式，改变或恢复牙体的形态、排列和相互关系，恢复患者的口腔功能。

4. 随访控制期

完成了口颌系统功能的重建后，需要从生物性因素和力量控制的机械性因素以及其他更难由医生和患者控制的环境刺激因素方面考虑，为患者制订个性化的疗效维护随访周期和复诊内容。

本书主要关注功能重建期和随访控制期的内容

学习【治疗周期】的思考角度：
去除疾病始动因素、控制促进因素，以恢复口颌系统功能、维持结构健康稳定为目的的合理治疗决策

总之，不论是口颌系统的结构还是整体的功能状态，都是人体在不断变化的自身和外界环境中，不断发生自身适应和代偿的过程。患者就诊时，口腔医生需要判断其口颌系统的功能状态以及每个结构的代偿状态（图1-2-25）。

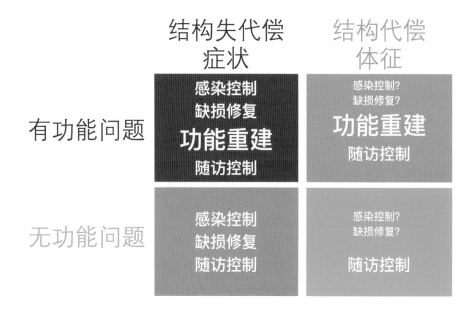

图1-2-25　口颌系统功能和结构的状态

医生能够治疗的是结构，而治疗结构的目的是恢复正常的口颌系统功能。

不论何种主诉来就诊，患者的功能状态和结构状态可能存在以下几种情况：

①口颌系统功能有问题，口颌系统结构存在症状。

②口颌系统功能有问题，口颌系统结构存在体征。

③口颌系统功能无问题，口颌系统结构存在症状。

④口颌系统功能无问题，口颌系统结构存在体征。

此时不难看出，情况①②，需要对患者的口颌系统结构进行处理，恢复其口颌系统功能，即必须经过"功能重建期"。

而对于情况③④，是无须进行功能重建期的治疗的。

此外，在全面分析患者病史、全身情况和环境刺激因素时，可能存在以下一种或几种情况：

· 外界的刺激因素种类多

· 外界的刺激因素程度强

· 外界的刺激因素持续存在时间长

· 患者的适应能力弱

应该根据这些情况，决定感染控制期、缺损修复期的进行与否。

对于情况④，很可能只需调整外界刺激因素的种类和程度，在医生和患者能够控制的因素中，减小刺激因素对口颌系统结构的进一步损伤，避免结构从代偿状态进入失代偿状态，甚至出现功能的失代偿。

最终，所有的患者都会进入随访控制期。

了解了口颌系统的相关知识后，再来看磨牙症这种多病因、系统性疾病。在机体内外多种始动因素和促进因素的影响下，每个机体具备不同的自身适应和代偿能力。身体抵抗力强、口腔和饮食生活习惯良好、情绪因素稳定等都有助于机体对"磨牙行为"具备良好的适应和代偿能力。

如果单纯以"磨牙症"为出发点，很难通过一个时间点上的状态，给予口腔医生充分的信息，来从时间推演的维度上，为患者提供一种具有长期稳定的疗效、能解决主诉问题同时不会带来新生问题的、总体"利大于弊"的合理方案。

我们应该从患者的口颌系统功能状态和结构代偿状态出发，全面分析环境因素的种类、强度、持续时间和患者的适应能力，以口颌系统的功能为初始视角思考磨牙症的治疗策略。

第3节 多样性红利
——新的解题思路

The Difference—A Novel Problem-Solving Approach

一、视角
· 是否改变殆。

二、多维诊断
· 包括主诉分类、口颌系统功能状态、口颌系统的薄弱环节和口腔副功能情况。

三、启发式——功能状态和薄弱环节
· 诊断信息包括整体（口颌系统功能状态）和部分（口颌系统的薄弱环节），分别对应主观诊断和客观诊断。

四、预测模型
· 根据口颌系统功能状态，分为积极治疗和保守治疗。

五、解读——"点线面"分析
· 多维诊断入手，进入积极治疗和保守治疗路径；口颌系统的全面检查后，得到患者的"点线面"分析，制订针对患者合理的积极治疗和保守治疗计划。

视角——是否改变殆

口颌系统功能失代偿——改变/重建殆
口颌系统功能无失代偿——维持殆

图1-3-1 知识卡片-口腔副功能处理的视角

一、视角——是否改变殆（图1-3-1）

磨牙症的循证研究表明：

· 磨牙症的实际发生率可能远高于问卷调查法的检出率

· 没有医疗方法可以终止磨牙症

因此，普通的临床检查方法无法准确诊断磨牙症，且循证医学无法给予针对磨牙症明确的治疗指导意见。

没有循证支持的诊断，不能定为"磨牙症"，而对于每一名口腔科患者，医生又不能全部采取"金标准"检出法来进行"磨牙症"诊断。因此，需要转换视角来面对每一名可能有口腔副功能甚至"磨牙症"的患者。如前文所述，以释放心理压力为目的的磨牙、紧咬牙、牙齿交错晃动等运动是从生理行为到病理状态的范畴。在难以获取"金标准"诊断的技术条件限制下，从本章起，我们用"口腔副功能"来指代这些牙齿运动。

而对于一名到口腔科就诊的患者，不论其是否有自知的口腔副功能行为，或以口腔副功能行为为主诉，都应先判断其口颌系统功能状态。

功能出现问题是口颌系统功能性结构无法正常发挥作用的结果。口颌系统功能性结构最终通过"殆"，即牙齿的接触来完成咀嚼、言语功能；同时，牙齿的形态、排列影响到美观功能的实现。

口腔科就诊的患者分为以下两种情况：

（一）初诊时有口颌系统的功能问题

如咀嚼功能、言语功能缺陷，牙齿、牙列、面部不美观等，此时医生主要帮助患者恢复或重新建立一个能够正常行使功能的𬌗，包括𬌗的形态和接触。

这一类情况又分为两种，即：

·患者的主诉是口颌系统的功能问题

·患者并未以功能问题为主诉就诊，但在问诊中发现了口颌系统功能存在问题

（二）初诊时无口颌系统的功能问题

此时主诉通常是结构的缺陷或常规口腔卫生维护，医生需要根据患者的主诉来解决结构问题。

还有一部分患者，以口腔副功能本身作为主诉来就诊，此时，也应首先判断口颌系统功能状态。

二、多维诊断（图1-3-2）

因此，经过初步问诊和临床口内检查，每一名患者的主诉、口颌系统功能和结构状态以及口腔副功能情况，都可以用多维诊断图来进行描述。

多维诊断图包括以下几部分：

·主诉分类：患者就诊时提出的主诉问题

·口颌系统功能状态星状图：患者的咀嚼、言语、美观问题及分级

·口颌系统功能状态感受图：患者对其主诉及现病史相关问题的感受

·口颌系统的薄弱环节：颞下颌关节区（简称关节）、口颌系统肌肉（简称肌肉）、牙周软硬组织（简称牙周）、牙体硬组织（简称牙体）的症状和体征

·口腔副功能情况：采用问卷调查法，获取患者和/或同室居住者对其口腔副功能的汇报情况

下面对各项内容进行具体介绍。

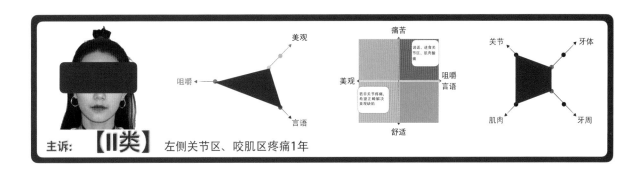

图1-3-2　多维诊断

（一）主诉分类（图1-3-3）

1. 进行主诉分类的目的

进行主诉分类主要为问诊时制订合理高效的问诊节奏。

不同主诉的问诊流程可以参考第6章第2节。

2. 主诉分类的具体分类

根据患者初诊时主诉问题的类型进行分类，分为I类"急"、II类"审"、III类"慎"。

（1）I类

急性疼痛类疾病，如急性牙髓炎、急性根尖周炎、牙周脓肿、智齿冠周炎等。

（2）II类

以力量过度负荷的机械性因素为主要病因，口颌系统各环节出现症状。如隐裂、牙本质敏感、重度磨耗、咬合痛、牙齿松动，以及颞下颌关节区及咀嚼肌区出现影响口颌系统功能的症状，如关节绞锁、运动障碍等。

（3）III类

患者就诊时，口颌系统各环节并未出现机械性因素产生的症状，但有其他治疗需求。如牙列不齐的美观修复、缺失牙的种植治疗需求、美学缺陷的前牙修复、常规牙周系统治疗等。

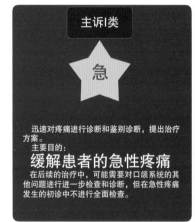
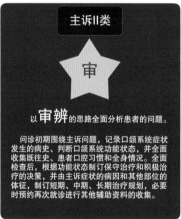
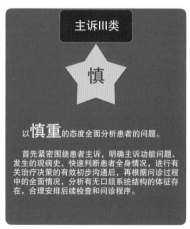

主诉分类的目的是为了确定合理高效的问诊节奏

图1-3-3 主诉分类

（二）口颌系统功能状态星状图（图1-3-4）

1. 描绘口颌系统功能状态星状图的目的

可以直观地描述口颌系统在咀嚼、言语、美观三大主要功能上存在问题的严重程度，患者是否以此为主诉来口腔科就诊。

2. 描绘口颌系统功能状态星状图

（1）中心点

患者无此功能相关问题。

（2）评分1

相应的功能问题轴上，从中心点向外，一个圆点处评分为1。

患者并非以此问题为主诉就诊，但在问诊时发现有此项功能的代偿或失代偿。

评分为1的功能问题一般没有明确的治疗指征，但医生如需在后期进行结构的治疗，需要结合患者的诉求，考虑此项功能的恢复，或建立平衡和谐的口颌系统结构、控制环境因素，保持此项功能的代偿状态，不让功能发生进一步的丧失。

（3）评分2

相应的功能问题轴上，从中心点向外，两个圆点处评分为2。

患者以此类功能问题为主诉就诊，表述为需要口腔治疗恢复此项功能。

评分为2的功能问题有很明确的治疗指征，患者的求诊主诉问题和医生的治疗目标非常符合，患者对医生治疗后此项功能得到恢复的预期较强。

（4）评分3

此问题对患者的身心状态造成了极大的困扰，痛苦异常。

患者对此类功能问题的恢复诉求强烈，并完全归因于口腔问题。此时医生应谨慎评估造成此功能丧失的始动因素，如果病因中有非口颌面部因素，需要在治疗开始前和患者充分沟通，避免患者对治疗效果产生不切实际的预期。

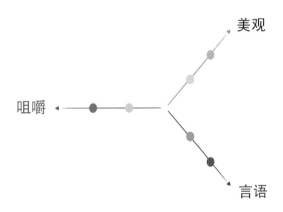

图1-3-4 口颌系统功能状态星状图

（三）口颌系统功能状态感受图（图
1-3-5和图1-3-6）

1. 描绘口颌系统功能状态感受图的目的

初诊医生问诊时，根据患者描述主诉问题
时的情绪、语气等，将主诉问题对患者造成的
影响进行快速的记录，为其他专科医生在接诊
时回顾患者问题提供辅助信息，也为综合治疗
推进过程中和随访时提供参考。

有时，在现病史问诊进行的过程中，医生会
发现其他需要口腔医生解决的问题。这些问题可
能不是患者此次就诊的主诉问题，但在后续系统
治疗中需要全面考虑，也应在问诊时记录下来。

2. 临床应用

将患者主诉及问诊得到的主观问题，根据
问题性质及患者对此问题描述时的主观感受标
记在功能状态感受图上。

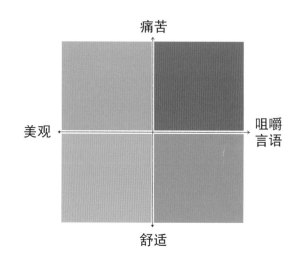

图1-3-5　口颌系统功能状态感受图

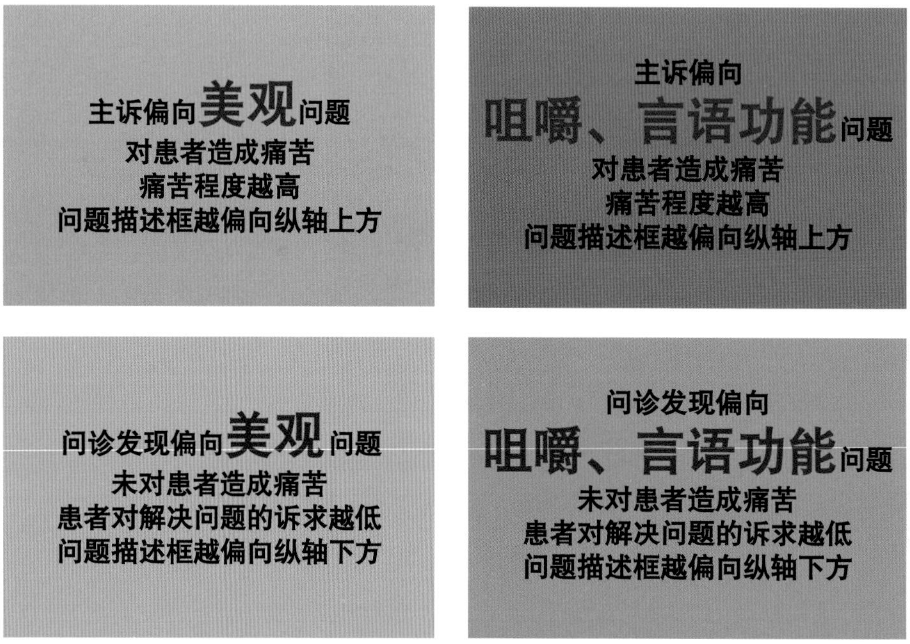

图1-3-6　不同颜色区域显示的问题特征：黄色区域——问题偏向美观且对患者造成痛苦较大；红色区域——问题偏
向咀嚼、言语功能且对患者造成痛苦较大；绿色区域——问题偏向美观且对患者造成痛苦较小；蓝色区域——问题偏
向咀嚼、言语功能且对患者造成痛苦较小

（四）口颌系统的薄弱环节（图1-3-7）

建议在控制了生物性的感染性因素后进行口颌系统薄弱环节的评估，以避免生物性和机械性因素对口颌系统结构产生的混杂效应。

1. 进行口颌系统的薄弱环节评估的目的

结合主诉、病史、口颌系统功能状态，综合评估患者口颌系统结构对力量或其他环境因素的调节能力。有些患者可能表现为某一个结构调节能力弱，有些患者可能表现为口颌系统各个结构调节能力均弱，或者口颌系统的结构在较强环境因素的影响下，在较长的病史中进行了过多的自身代偿，进一步调节的能力变差。

2. 临床应用

问诊时，记录下关节、肌肉、牙体、牙周各结构的症状。

临床口内检查时，记录下关节、肌肉的触诊结果和牙周、牙体的检查结果。

（1）中心点

各个结构无症状和体征。

（2）评分1

相应的结构轴上，从中心点向外，一个圆点处评分为1。

（3）评分2

相应的结构轴上，从中心点向外，两个圆点处评分为2。

其中患者主动描述的关节、肌肉区有自发疼痛，且出现明显的功能障碍记为症状。

无主观疼痛，但与功能性结构（如颅下颌系统、神经肌肉系统）明显相关的区域（如盘后区、颞下颌韧带、咬肌深层、咬肌浅层、颞肌等）触诊检查阳性，记为体征。

患者无主动表述，问诊中记录到"弹响史""偶尔弹响"，但与当前功能运动无明显相关，触诊阳性的，记为体征，不记为症状。

牙体牙周体征检查方法见第6章第2节。

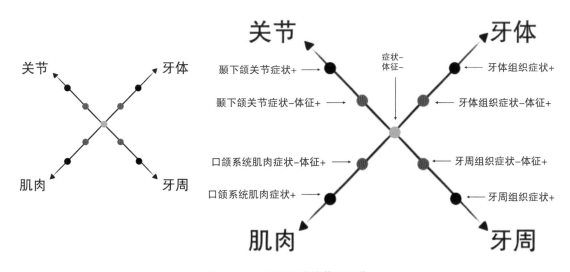

图1-3-7 口颌系统的薄弱环节

（五）口腔副功能情况（图1-3-8）

1. 采用问卷调查法进行口腔副功能行为评估的原因和目的

根据循证结论，当前对磨牙症的检查方法分为问卷调查法、问卷调查加临床检查法以及在睡眠实验室进行肌电记录。

睡眠多导实验室的检查结果是磨牙症诊断的“金标准”，但由于条件限制，无法推广应用于临床。

临床检查的多项结果综合起来，有助于医生“高度怀疑”患者是磨牙症患者，但循证医学并没有给出明确的检查内容和客观可量化的诊断指标。问卷调查法的漏检率非常高，反过来思考，如果患者和/或同室居住者已经明确地感知了日间和/或夜间的口腔副功能行为存在，说明患者的磨牙行为程度较重、频率较高。

从临床效率出发，我们将问卷调查法作为初筛口腔副功能行为的检查方法。为得到多维诊断图，在问诊时采用问卷调查法进行口腔副功能行为的检出。

2. 问诊内容

（1）是否存在患者和/或同室居住者可感知的日/夜间口腔副功能行为。

（2）口腔副功能行为的类型：磨牙、紧咬牙、其他（咬异物、个别牙齿摩擦习惯等）。

（3）口腔副功能行为的病史：初次发现时间，加重缓解因素及治疗情况。

（4）晨起症状。

口腔副功能问卷调查法

患者自知/同室居住者汇报
日/夜间；晨起症状
磨牙/紧咬牙/其他

图1-3-8　知识卡片-口腔副功能问卷调查法

三、启发式——功能状态和薄弱环节

（一）多维诊断图（图1-3-9）

根据主诉分类、功能状态、功能问题感受、薄弱环节和口腔副功能情况，得到患者的多维诊断图。

（二）多维诊断图的组成

1. 主观诊断信息

包括主诉、口颌系统功能状态及患者感受、口腔副功能情况，通过关于主诉、现病史的问诊获取。

2. 客观诊断信息

包括薄弱环节的症状和体征，通过临床口内检查获取。

主诉分类II类用深红色表示，III类用浅粉色表示；存在患者/同室居住者感知的口腔副功能状态，外框为红色，否则为绿色。

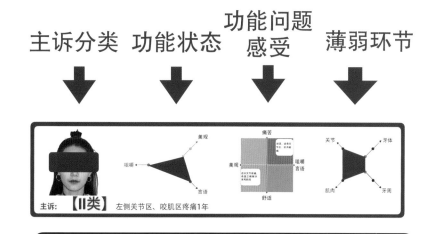

图1-3-9 多维诊断图

四、预测模型

（一）预测模型的意义

针对"磨牙症"本身的治疗决策，循证结论是"保守"治疗为主，其中包括药物、健康指导、心理疏导和𬌗垫治疗。

由于磨牙症本身检查和诊断的局限性，当前，采用药物治疗磨牙症的使用适应证和用药方式并无明确的结论。不推荐口腔临床医生在日常诊疗中轻易开具药物处理口腔副功能行为。非常严重的磨牙症，可能涉及中枢神经系统、睡眠疾病的检查和诊断，建议转诊专科医生进行治疗。

不论是否被诊断为磨牙症，每名患者到口腔科就诊时的主诉、功能状态和口颌系统结构状态都不尽相同。当前关于磨牙症的循证医学结论并不能给予有功能问题的口腔科患者以明确的治疗决策意见。因此，需要思考一个包含了口腔副功能情况的初诊患者分类，在对患者全面信息收集和分析后，为患者制订合理的治疗计划。

口腔医生最终都是通过对结构进行治疗，使患者的口颌系统功能得以行使，同时应控制环境因素，维持口颌系统平衡稳定的状态。

口颌系统的功能最终由功能性结构——"𬌗"来完成。因此，我们从口颌系统性疾病的角度思考，不论患者是否存在口腔副功能行为，都应先判断其咬合/𬌗是否需要进行改变或重建。

（二）𬌗的积极治疗和保守治疗

从𬌗是否需要改变和重建的角度出发，首先将患者分为积极治疗和保守治疗两种类型。

1. 积极治疗

患者的口颌系统功能出现问题，且除外了颞下颌系统、神经肌肉系统的问题后，现有的咬合状态无法满足口颌系统功能行使的需求。此时不论患者是否有口腔副功能行为，都需要通过改变或重建𬌗的治疗，恢复患者的口颌系统功能。改变或重建𬌗的治疗主要包括修复（含种植修复）和正畸治疗，还包括正颌外科、牙体、牙周等多专科的配合。如图1-3-10所示为预测模型-咬合改变与否的积极治疗路径。

2. 保守治疗

患者的口颌系统功能未出现问题，或经过感染控制、颞下颌系统和神经肌肉系统的处置，患者现有的𬌗结构能够满足口颌系统功能行使的需求，此时不改变或重建患者的𬌗结构，而是根据患者的主诉问题、口颌系统薄弱环节评估、口腔副功能程度、口腔副功能的环境影响因素来针对口腔副功能进行控制。控制的方式包括健康指导、心理疏导和𬌗垫。如图1-3-10所示为预测模型-咬合改变与否的保守治疗路径。

其中，大多数情况下，当口颌系统的薄弱环节表现为一个或多个结构出现症状时，说明口颌系统的结构受到了过度的力量负荷，更可能需要𬌗垫对薄弱环节进行保护。如图1-3-10所示为预测模型-咬合改变与否的保守治疗路径中𬌗垫治疗。

五、解读——"点线面"分析

有了多维诊断和是否进行积极治疗的思

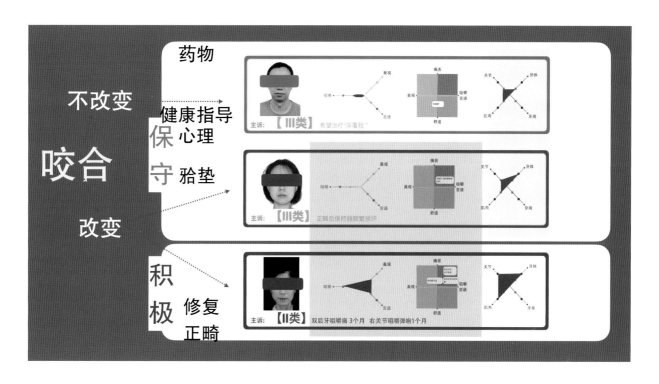

图1-3-10 预测模型-咬合改变与否

考,在对患者进行保守治疗中健康指导、心理疏导和𬌗垫治疗的决策时,我们还需全面分析患者的病史、环境中的易感因素和口颌系统结构的全面信息,才能为患者制订个性化的健康指导方案,进行恰当的𬌗垫制作。此时,还需通过全面检查,进行患者口颌系统的"点线面"分析。

（一）"点"的分析（图1-3-11）

在就诊的时间点上,患者的多维诊断状态。其中最重要的是功能状态和薄弱环节的评估。

就诊时的
功能状态
薄弱环节

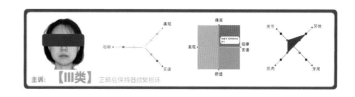

图1-3-11 "点线面"分析-"点"的分析

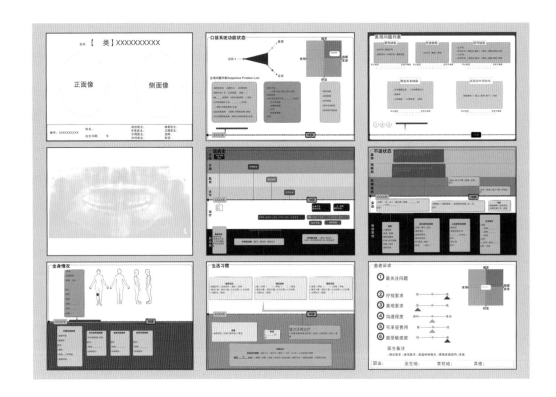

图1-3-12　"点线面"分析-"线"的分析

（二）"线"的分析（图1-3-12）

患者口颌系统功能状态和薄弱环节的病史，从时间的维度上去思考在环境因素（始动因素和促进因素）的作用下，患者的功能状态有怎样的变化，口颌系统和全身机体发生了怎样的代偿行为，患者对美观问题的主观要求，与口颌系统密切相关的头颈区域的病史：全身情况和口腔卫生、饮食等生活习惯。

为了让初诊医生和多学科团队对患者的病史有直观的认知，我们用可视化的病例报告来进行病史的梳理。后文将详细介绍可视化病例报告的填写和解读。

（三）"面"的分析（图1-3-13）

通过问诊和临床的全面检查，提炼出的主观问题列表和客观问题列表。

主观问题列表包括患者的全身情况、与全身因素相关的病因筛检、心理状态、口腔卫生习惯和姿态问题等。

客观问题列表包括颞下颌关节稳定性、颌骨发育、动静态咬合等。

"面"的分析有助于全面掌握患者的口颌系统和全身状态、环境易感因素，并整理出口颌系统功能性结构存在的客观问题，为后期制订治疗决策时，对结构的处理方案提供依据。

面

主观问题

全身情况
病因筛检
心理状态
口腔卫生习惯
姿态问题

客观问题

颞下颌关节稳定性
颌骨发育
动静态咬合

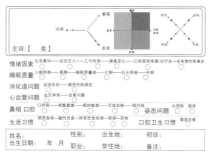
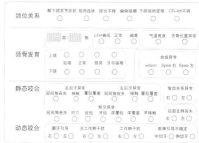

图1-3-13 "点线面"分析–"面"的分析

参考文献

[1]Slavicek S. The masticatory organ and stress management[J]. International Journal of Stomatology & Occlusion Medicine, 2008, 1(1):51-57.

[2]Kryger MH, Roth T, Dement WC. Principles and practice of sleep medicine[M]. 4th Edition. Philadelphia: Elsevier Saunders, 2005:946-959.

[3]Lobbezoo F, Ahlberg J, Glaros AG, et al. Bruxism defined and graded: an international consensus[J]. J Oral Rehabil, 2013, 40(1): 2-4.

[4]Manfredini D, Serra-Negra J, Carboncini F. Current concepts of bruxism[J]. Int J Prosthodont, 2017, 30(5): 437-438.

[5]Guaita M, Högl B. Current treatments of bruxism[J]. Curr Treat Options Neurol, 2016, 18(2): 10.

[6]Jokubauskas L, Baltrušaitytė A, Pileičikienė G. Oral appliances for managing sleep bruxism in adults: a systematic review from 2007 to 2017[J]. J Oral Rehabil, 2018, 45(1): 81-95.

[7]Beddis H, Pemberton M, Davies S. Sleep bruxism: an overview for clinicians[J]. Br Dent J, 2018, 225(6): 497-501.

[8]Câmara-Souza MB, Figueiredo OMC, Rodrigues Garcia RCM. Tongue force, oral health-related quality of life, and sleep index after bruxism management with intraoral devices[J]. J Prosthet Dent, 2020, 124(4): 454-460.

[9]Demjaha G, Kapusevska B, Pejkovska-Shahpaska B. Bruxism unconscious oral habit in everyday life[J]. Open Access Maced J Med Sci, 2019, 7(5): 876-881.

[10]Macedo CR, Silva AB, Machado MA, et al. Occlusal splints for treating sleep bruxism (tooth grinding) [J]. Cochrane Database Syst Rev, 2007(4): Cd005514.

[11]Manfredini D, Ahlberg J, Aarab G, et al. Towards a standardized tool for the assessment of bruxism (STAB)-overview and general remarks of a multidimensional bruxism evaluation system[J]. J Oral Rehabil, 2020, 47(5): 549-556.

[12]Pommer B. Use of the oral health impact profile (OHIP) in clinical oral implant research[J]. Journal of Dental Oral & Craniofacial Epidemiology, 2014, 1: 3-10.

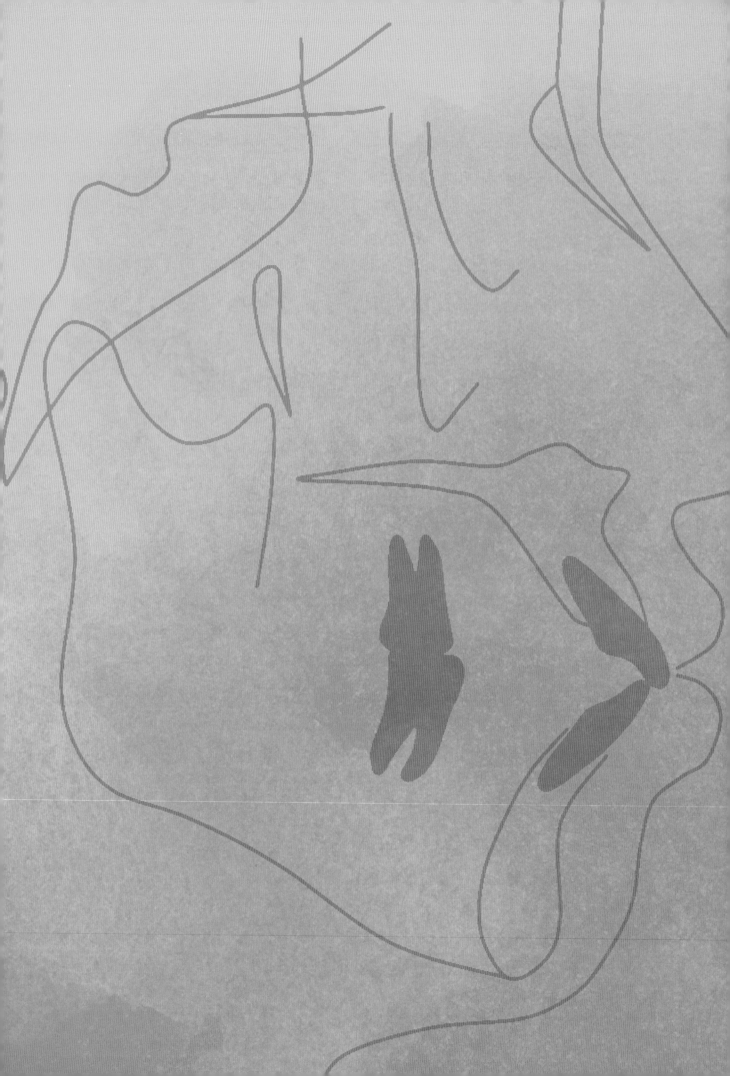

第2章
以终为始
——如何与口腔副功能共处

Starting from the End
—Dancing with Oral Parafunction

本章重点

第1节　以治疗决策为目标的患者分类
　　根据口颌系统功能状态、是否存在结构的症状和自知口腔副功能将患者分为8类

第2节　新分类下的口腔副功能对策
　　根据8种分类，执行循证支持的口腔副功能处理对策（健康指导、殆垫），对有需求的患者采取积极治疗

第1节 以治疗决策为目标的患者分类

Patient Classifications for Treatment Decision

一、决策思路

（一）是否进行积极治疗
· 口颌系统功能是否出现问题。

（二）如何看待薄弱环节
· 口颌系统结构是否存在症状。

（三）如何看待口腔副功能问卷调查法结果
· 患者是否有自知的口腔副功能行为。

二、患者分类

（一）口颌系统功能失代偿
· 决策时需考虑积极治疗患者。根据是否存在结构症状和自知口腔副功能，分为4类，不同的患者有不同的分析侧重。

（二）口颌系统功能代偿
· 决策时需考虑保守治疗患者。根据是否存在结构症状和自知口腔副功能，分为4类，不同的患者有不同的分析侧重。

一、决策思路（图2-1-1和图2-1-2）

根据患者的多维诊断，以是否改变咬合/𬌗为视角，根据患者的口颌系统功能状态和薄弱环节来进行患者分类，首先得出是否进行积极治疗的决策，继而利用全面分析（"点线面"分析），得出患者的治疗决策分类：

第一层思路——口颌系统功能是否存在失代偿。

第二层思路——薄弱环节是否存在症状。

第三层思路——口腔副功能问卷调查法结果是否阳性。

（一）是否进行积极治疗

如果患者的口颌系统功能存在问题，则为功能失代偿患者。不论患者是否存在结构的症状，或者是口腔副功能问诊阳性的结果，都需要通过改变或重建患者的𬌗来恢复功能（图2-1-1a）。

（二）如何看待薄弱环节

生物性因素或机械性因素作为始动因素存在时，在外部因素的协同作用下，口颌系统的结构会发生自身的调节来维持功能的进行。若外界刺激因素作用太强，薄弱环节会出现症状。

以薄弱环节出现的症状来就诊的患者，为主诉II类患者。此类患者承受了一定时间的疼痛，大多较关注症状的减轻。

在功能重建期要进行积极治疗的患者，在初诊时要用"审辨"的态度重点关注造成薄弱环节症状和功能失代偿出现的原因，全面分析环境因素的始动作用、自身适应能力，才能为患者制订合理的治疗周期，去除生物性因素、控制机械性因素，逐步缓解症状和恢复功能。

后期无须进行积极治疗的患者，在初诊时更要全面分析主诉和现病史，判断环境因素对

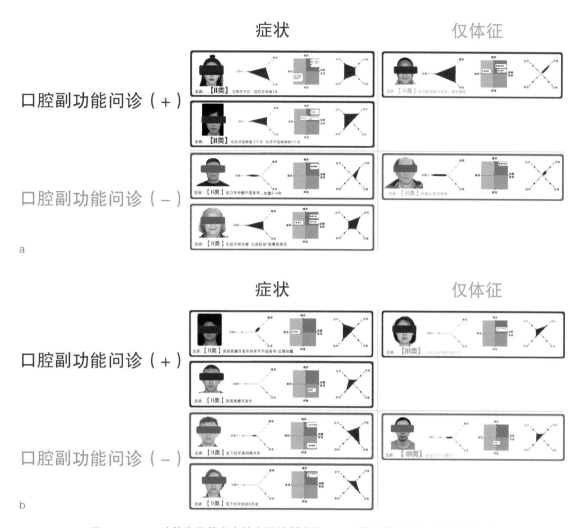

图2-1-1　a. 功能失代偿患者的多维诊断分类；b. 功能代偿患者的多维诊断分类

薄弱环节造成的影响，才能进行结构问题的正确诊断和处理，帮助患者缓解症状，更避免症状的进一步加重，引起进一步出现整体的功能问题。

薄弱环节仅存在体征或适应非常良好的患者，为主诉III类患者。此类患者更关注的可能是常规的修复、正畸恢复咀嚼或美观功能，也可能是治疗后常规复诊，甚至仅为定期的口腔检查。

此时要用"慎"重的态度进行围绕主诉和现病史的问诊，挖掘表象下的风险因素，帮助患者评估环境因素的变化趋势和自身适应能力的情况，完成主诉治疗和/或设定合理的随访周期，维

持口颌系统结构的稳定和功能的正常行使。

（三）如何看待口腔副功能问卷调查法结果

对于"磨牙症"的判断，在有了口腔副功能问卷调查法结果之后，患者整体可以分为问卷调查法阳性结果和阴性结果两类。

这两类患者的区分，并不影响积极治疗与保守治疗的决策，也不影响问诊时的全面分析和对薄弱环节的判断。

但是在治疗前沟通、治疗周期制订和调整、治疗效果的维持、个性化健康指导等方

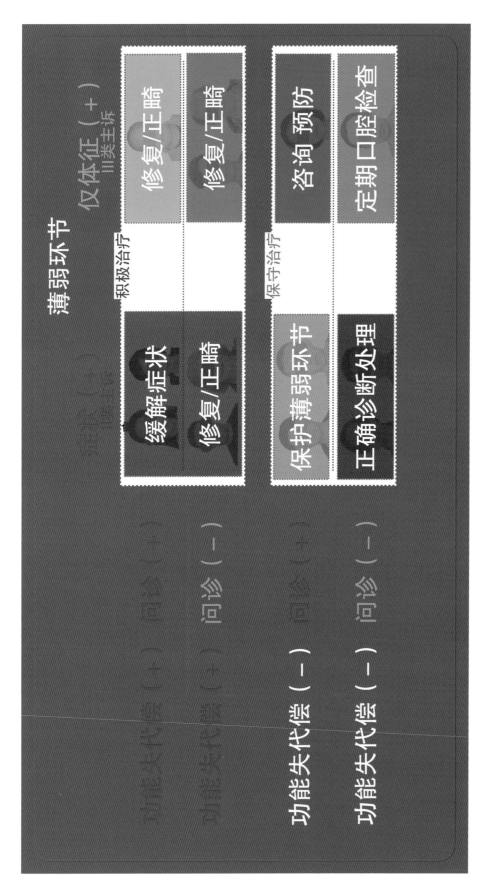

图2-1-2 根据功能状态、薄弱环节和口腔副功能问诊的结果，将患者进行分类后，可以得到不同情况下考量口腔副功能的分类

面，会有不同的侧重。

即便是问卷调查法阴性的患者，也不能除外"磨牙症"造成的机械性因素对口颌系统的影响，相反，对于一些已经出现功能问题和薄弱环节症状的患者，在治疗前反而要充分沟通口腔副功能的本质和影响，让患者对机械性因素有充分的认知，才能在治疗周期的推进中和医生有良好的配合，保证治疗效果。

同时，有些难以控制的口腔副功能因素，即使根据循证医学的研究，"磨牙行为"会对治疗效果有影响，但存在口颌系统功能明显失代偿和结构症状的时候，口腔医生也应在综合评估个人及团队的技术能力、患者的配合情况和环境因素的可控性等因素后，充分沟通口腔副功能造成的风险和对治疗的预后影响。各方面条件都可控的情况下，医生仍然可以为患者提供口腔治疗方案，解决患者的结构症状和功能问题。

二、患者分类

（一）口颌系统功能失代偿（图2-1-3）

1. 薄弱环节有症状，问卷调查法阳性

此类患者有明确的自知口腔副功能，在薄弱环节出现症状的原因中有明确的机械性因素。若生物性因素和机械性因素产生了混合作用，机械性因素的病因得不到去除，结构的症状就会迁延不愈。经过了较长的病史，结构代偿能力有限，口颌系统的功能就会丧失。同时，在慢性疼痛和功能限制的折磨下，社会、精神心理因素还会产生协同效应。

对这类患者的治疗需要先去除生物性因素，同时控制机械性因素对结构的负荷，在设定以恢复功能为目标的治疗周期后，推进治疗的过程中，要尽量缓解患者的薄弱环节的症状。治疗前也要充分评估患者的精神心理因素状态和团队的技术水平。

2. 薄弱环节有症状，问卷调查法阴性

此类患者虽然没有自知的口腔副功能行为，但是其主诉问题通常为结构症状，以及同时引起的功能问题。患者往往病史较长，有明确的恢复功能的诉求，且对治疗效果期待较高。

对这类患者的治疗需要先去除生物性因素，评估生物性因素去除后薄弱环节症状的变化情况，结合临床全面检查的信息，深入发掘机械性因素的影响。在功能重建期，仍然要在推进治疗的过程中缓解患者薄弱环节的症状。

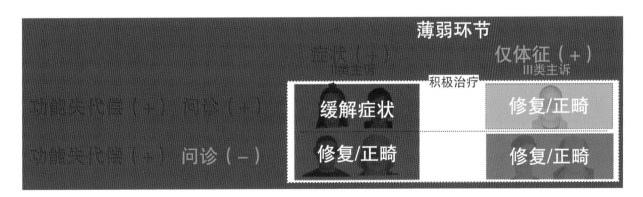

图2-1-3　功能失代偿患者分类

同时，这类患者需要充分沟通"口腔副功能"对口颌系统的影响。

3. 薄弱环节仅有体征，问卷调查法阳性

此类患者有自知的磨牙行为，但就诊的主诉问题仅为恢复口颌系统功能。虽然可能有薄弱环节出现症状的病史，但由于患者适应能力强或环境因素控制得当，患者就诊当时仅存在薄弱环节的体征。

对这类患者的治疗仍需去除生物性因素，在推进治疗的过程中和治疗结束后，都需全面考虑如何尽量控制机械性因素对薄弱环节和改变/重建后咬合（天然牙或修复体）的负荷。

4. 薄弱环节仅有体征，问卷调查法阴性

此类患者可能是常规到修复、正畸科就诊的患者。其主诉是通过修复、正畸等方式修复缺损、缺失或排列异常的牙体、牙列，恢复咀嚼、美观或言语功能。患者没有自知的口腔副功能行为，结构适应力良好，环境因素影响小。

对此类患者，应在推进常规的功能重建治疗时，全面考虑患者口颌系统存在的不稳定因素，包括结构的代偿能力、治疗前中后期的环境因素的可控性，完成治疗后通过合理的随访周期，及时发现并控制可能存在的口腔副功能，维持治疗效果和口颌系统长期的稳定。

（二）口颌系统功能代偿（图2-1-4）

1. 薄弱环节有症状，问卷调查法阳性

此类患者有明确自知的口腔副功能行为，且一个或多个薄弱环节出现了症状。在临床上因"磨牙"问题为主诉就诊的，通常为此类患者。此时，口腔副功能产生的机械负荷已经对口颌系统的结构产生了过度的力量。

在治疗时，主要通过控制机械性因素的影响，保护口颌系统的薄弱环节，缓解患者的症状，避免功能出现失代偿。

2. 薄弱环节有症状，问卷调查法阴性

此类患者可能初诊在牙体牙髓、牙周、外科专业等，因牙体牙周的症状求治。有时在治疗了感染性疾病，去除了生物性因素后，患者的薄弱环节症状未得到缓解或疗效不佳，此时需考虑机械性因素的影响。

对这类患者的口腔副功能行为，需和患者充分沟通口腔副功能的性质、口腔副功能对口颌系统薄弱环节的作用、前期通过去除机械性因素的方法对结构进行正确诊断，并进行对症

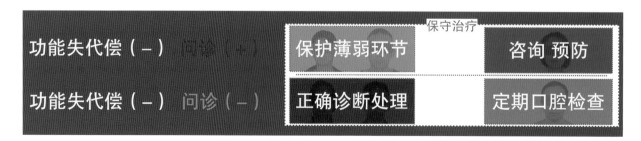

图2-1-4　功能代偿患者分类

和对因处理。

3. 薄弱环节仅有体征，问卷调查法阳性

此类患者长期伴有口腔副功能行为，但功能和结构代偿良好。就诊可能因正畸治疗后定期复查，或担心口腔副功能的不良影响，也有患者因口腔副功能影响了同室居住者休息而寻求解决方案。

对这类患者，需全面评估环境因素的类型、性质、强度和变化趋势。让患者认识到哪些生物性、机械性和内外环境因素对口腔副功能有促进作用，去除生物性因素，控制其他环境因素，可根据患者主诉采用不同类型的𬌗垫

处理。

4. 薄弱环节仅有体征，问卷调查法阴性

此类患者通常并非因口腔副功能主诉就诊，或在既往口腔检查中，曾被医生告知自身可能存在口腔副功能行为，却因对口腔副功能无自知而感到困惑。患者的功能和结构通常代偿良好，环境因素的影响不强。

对这类患者，应全面评估环境因素，与患者充分沟通口颌系统和全身、外部因素直接的关系，根据患者的功能和结构代偿状态回答患者的主诉问题，为患者制订合理的复诊周期，在长期随访中进行口腔副功能的监测和应对。

第 2 节 新分类下的口腔 副功能对策

Strategies for Oral Parafunction under the Novel Classification

一、口腔副功能处理原则

· 去除、控制不良的环境因素，解决患者的主诉问题，恢复口颌系统的功能，维持口颌系统结构的平衡与稳定。

二、口腔副功能对策

（一）健康指导
· 充分认知、风险控制和定期复查。

（二）殆垫
· 机制：降低肌肉活动、保护组织结构。
· 预治疗殆垫、保护性殆垫、诊断性殆垫。

（三）积极治疗

一、口腔副功能处理原则

根据前述，我们通常所指的口腔副功能行为，包括磨牙、紧咬牙和牙齿晃动3种形式。

当牙齿接触的强度、持续时间和频率都较低，所产生的力量负荷未超过口颌系统结构的调节能力时，应该属于一种释放心理压力的生理活动。

当这3种形式产生的力量负荷过大，则是一种对结构和功能都有破坏作用的病理行为，称为"磨牙症"。

"口腔副功能"从语义上讲，对应着一种范畴。在结构调节、功能代偿和环境因素动态变化的前提下，不同力量负荷产生的作用介于生理和病理之间。

口腔副功能运动是由神经系统主导，在肌肉牵拉下完成的。没有医学技术可以终止这种行为。而从生理意义上讲，口腔副功能运动的作用是调节机体的精神心理压力，如果其产生的力量负荷并未超出结构调节能力时，也不应该被终止。因此，针对"口腔副功能"本身，本书讨论也并非是以"治疗"去消除某种疾病状态，而是如何看待口腔副功能活动（图2-2-1）。

> **现实——如何看待口腔副功能**
>
> 无法终止
> 不应终止

图 2-2-1 知识卡片-如何看待口腔副功能

和所有口颌系统疾病的治疗原则一样，不论患者是否有自知的口腔副功能活动，都应该根据其功能和结构状态设定治疗目标：

· 恢复口颌系统的功能

· 维持口颌系统结构长期的平衡与稳定

作为始动因素或促进因素存在的环境因素包括生物性因素、机械性因素和其他影响因素（精神心理等）。对每一名患者，都应全面分析其机体和口颌系统所处的环境因素，尽量去除生物性因素，控制机械性因素。

在去除、控制了不良的环境因素后，医生采

取恰当的措施，解决患者的主诉问题，恢复患者的口颌系统功能，维持口颌系统结构长期的平衡与稳定，和"无法终止"、也"不应终止"的口腔副功能共处，是口腔副功能的处理原则。

二、口腔副功能对策（图2-2-2和图2-2-3）

（一）健康指导

不论是否伴有功能、结构或口腔副功能问题，医生都应根据全面检查的结果，和患者进行沟通。沟通内容包括以下3部分：

· 充分认知
· 风险控制
· 复诊计划

根据患者的不同情况，沟通的内容应有所侧重。

没有自知口腔副功能行为的患者，应将口腔副功能行为产生的原因、促进因素和对口颌系统的影响，与患者进行充分沟通，让患者有充分的认知。

已经自知口腔副功能行为，并且需要积极治疗的患者，需要从各方面寻找可控的因素，降低口腔副功能产生的机械力量对结构、功能恢复和治疗效果长期维持的负面作用，进行风险控制。

对于保守观察期的患者，侧重于与患者沟通"定期复诊，不适随诊"的意义。定期复诊指在一定的观察周期后，进行问诊和检查，发现不稳定的环境因素，以及是否出现新的或加重的结构体征，功能是否有趋于失代偿的表现；不适随诊指难以控制的环境因素加重，结

构出现症状或功能出现失代偿时，患者应积极就诊治疗。

对于需要改变或重建咬合的患者，医生应常规与患者沟通治疗的目的、方法、周期、费用，同时根据患者的结构代偿与口腔副功能情况，与患者沟通如何控制治疗前、治疗中、治疗后期的生物性、机械性和其他环境因素，保证治疗的顺利推进以及治疗效果的长期维持。

（二）𬌗垫

𬌗垫在针对口腔副功能的处理中的作用机制是：

· 降低——降低神经系统支配下的肌肉收缩强度和频率
· 保护——分散口腔副功能发生时产生力量负荷，覆盖牙体硬组织稳定牙周组织与关节位置，对薄弱的组织结构提供保护

从这两种作用机制来看患者分类中的不同情况，𬌗垫可分为以下几种类型：

1. 预治疗𬌗垫

需要进行积极治疗的患者，在最终进行𬌗的设计之前，功能性结构中的颅下颌系统与神经肌肉系统需稳定。当颅下颌系统与神经肌肉系统由于某种环境因素处于不稳定状态，或由于长期咬合的后部支持丧失等情况，需要在上下颌骨之间提供有支持作用的结构，使颅下颌系统和神经肌肉系统在静息状态下保持稳定，同时在动态运动中，神经肌肉系统相对协调。这个阶段的治疗是咬合精细设计前的预治疗。预治疗后，水平和垂直颌位关系稳定且可重复，是对𬌗进行精细设计和落实的前提。

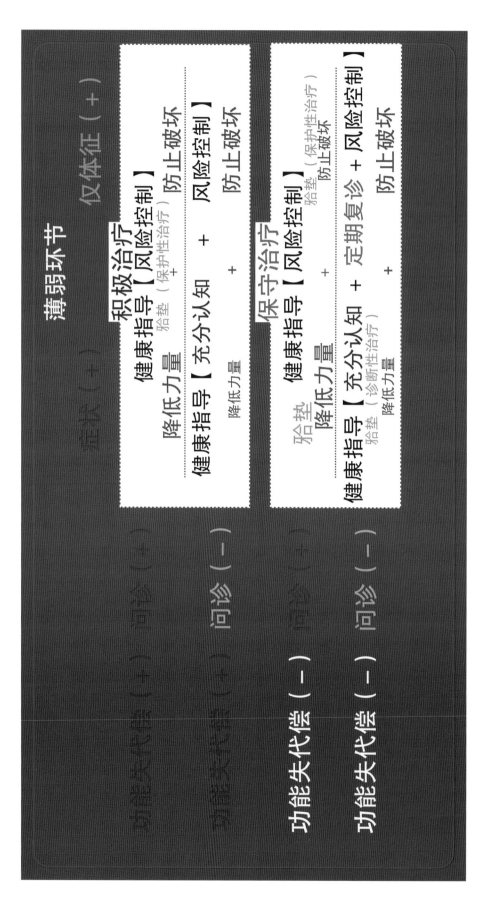

图2-2-2 根据功能状态、薄弱环节和口腔副功能问诊的结果，将患者进行分类后，可以得到不同情况下健康指导和殆垫治疗的对策

┌───┐
│   针对"口腔副功能"的对策   │
│   健康指导——充分认知、风险控制、复诊计划   │
│   殆垫 ——"降低""保护"   │
│   预治疗、保护型、诊断型   │
│   积极治疗   │
└───┘

图2-2-3　知识卡片-针对"口腔副功能"的对策

2. 保护性殆垫

积极治疗的治疗前、治疗中和治疗完成后等不同阶段，在口腔副功能产生的机械性因素无法去除的情况下，需要对薄弱环节和/或修复体（临时和永久）提供保护作用。

3. 诊断性殆垫

当生物性因素、机械性因素和其他的环境因素有所混杂，无法明确结构症状产生的原因时，可以先通过殆垫，在不永久改变咬合的情况下，可逆地去除机械性因素——口腔副功能的影响，评估症状变化的情况。

（三）积极治疗（图2-2-4）

积极治疗是通过口腔医学中改变/重建咬合结构的技术，解决患者主诉问题，恢复患者口颌系统功能，维持口颌系统结构长期稳定的方法。

保守治疗是不进行咬合的改变或重建，患者进入保守观察期。保守观察期的处理将不会改变日间的咬合，但需要对患者进行健康指导，必要时制作殆垫。

不论患者是否伴有口腔副功能行为，都要根据患者的主诉和功能状态，判断是否需要进行积极治疗。口腔副功能是环境因素中的机械性因素，如果还有其他不可控的环境影响因素（如精神心理因素）存在，将会增加口腔积极治疗的风险和并发症，降低治疗成功率。医生要全面分析患者存在的环境影响因素，去除生物性因素，控制机械性因素和精神心理等其他影响因素，识别不可控的环境影响因素，结合自身和团队的技术水平，判断是否能为患者提供合理有效的积极治疗。

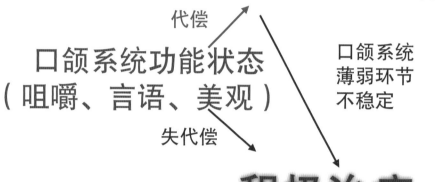

调𬌗

𬌗垫

充填

修复

正畸

正颌外科

图2-2-4　保守治疗和积极治疗

这里需要说明的是，不论对何种类型的患者，健康指导都应包含充分认知、风险控制和复查相关的内容，但和患者沟通时应根据全面检查的情况有所侧重。

图2-2-2中的不同字体大小是提示某种类型的𬌗垫运用在某类患者中的可能性较大，并非绝对。

下面3章内容分别针对健康指导、𬌗垫和积极治疗进行阐释。

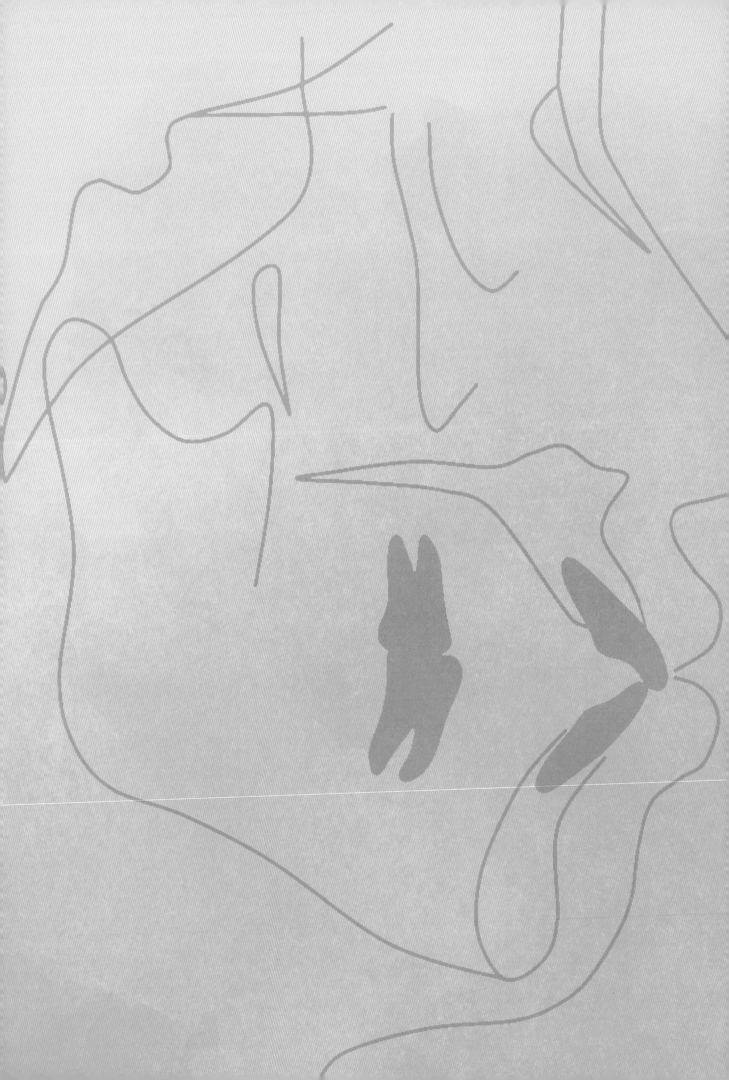

第3章
总是去安慰
——口腔副功能对策之一：健康指导

To Comfort Always
—Strategies for Oral Parafunction: Step 1. Pep Talk

本章重点

第1节 制订个性化的健康指导

从充分认知、风险控制和复诊计划3个方面，对磨牙症8个分类的患者制订个性化的健康指导内容清单。积极治疗患者还应包括治疗前、治疗中、治疗后期的专项常规沟通。

第2节 主观问题列表

主观问题列表中的内容是口腔副功能的始动因素或促进因素。为制订个性化的健康指导，需要对患者进行问诊，获得主观问题列表。主观问题列表包括多维诊断、精神心理因素、其他影响因素和患者的基本信息。

第1节 制订个性化的健康指导

Individualized Pep Talk

一、针对口腔副功能的个性化健康指导

（一）充分认知
·口腔副功能的本质（无法终止 不应终止），对结构和治疗效果的影响。

（二）风险控制
·从降低肌肉收缩力量和保护口颌系统结构两方面考虑。

（三）复诊计划
·定期复诊，不适随诊。

二、保守观察期患者的健康指导

·不同类型患者如何有针对性的强调充分认知、风险控制和复诊计划。

三、积极治疗患者的健康指导

（一）常规治疗沟通
·治疗前、治疗中、治疗后期的专项常规沟通。

（二）强调充分认知
·不同类型的患者如何有针对性地强调充分认知。

（三）强调风险控制中的"降低力量"
·不同类型的患者如何有针对性地强调风险控制。

（四）强调风险控制中的"防止破坏"
·不同类型的患者如何有针对性地强调风险控制。

完成初步的问诊后，根据患者的主诉、口颌系统功能状态、薄弱环节是否有症状和口腔副功能情况，医生已经有了一个患者分类，继而要和患者进行初步沟通，然后才进行全面或简化的临床检查。

首先应根据患者的口颌系统功能状态和薄弱环节症状，与患者沟通其治疗决策是积极治疗还是进入保守观察期。

需要积极治疗的患者，应和所有涉及咬合操作的口腔治疗一样，着重沟通治疗的目标和技术，在全面检查后沟通不同治疗方法的周期、风险、费用和预后。

不论哪一类患者，医生都要针对口腔副功能进行个性化的沟通，即健康指导。口腔副功能健康指导分为3部分：充分认知、风险控制和复诊计划。每一类患者，这3部分的内容都应涉及，但各有侧重。

健康指导的目的是控制环境因素，维持口颌系统结构的稳定和功能的正常行使。环境因素包括生物性因素、机械性因素、其他环境影响因素。在分析环境因素时，医生的重要任务是判断环境因素的可控程度，以及由医生还是患者进行控制。

如图3-1-1所示，黄色部分为主要由患者控制的因素，蓝色部分为主要由医生通过治疗来处理的部分，红色部分为不易控制的因素。在实施的过程中，每种因素的控制都有不同难度，但需要负责的主体是不变的。健康指导就

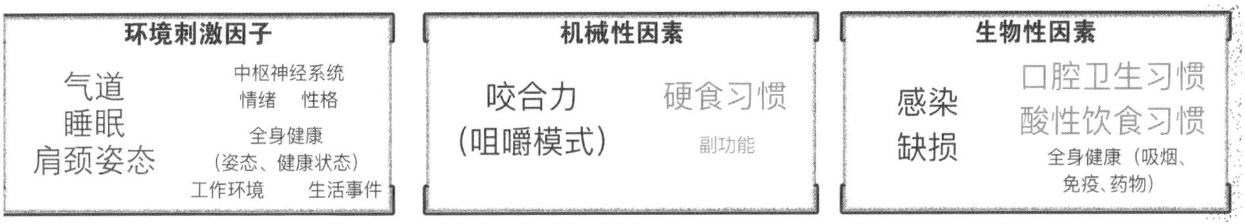

环境刺激因子	机械性因素	生物性因素
气道 睡眠 肩颈姿态　中枢神经系统 情绪　性格 全身健康 （姿态、健康状态） 工作环境　生活事件	咬合力 （咀嚼模式）　硬食习惯 副功能	感染 缺损　口腔卫生习惯 酸性饮食习惯 全身健康（吸烟、 免疫、药物）

图3-1-1　3种主要的环境影响因素

是让患者对由他负责控制的部分和不可控的部分有充分的认知和理解。如果需要进入积极治疗，特别是疗程长、花费高的正颌手术、正畸治疗、修复咬合重建治疗等，在治疗开始前，更要充分评估由患者控制的因素或不可控因素的刺激水平对治疗的影响程度，还需结合患者的需求、心理、经济情况、医生的技术水平等综合因素。

一、针对口腔副功能的个性化健康指导

（一）充分认知

包括口腔副功能的本质、对口颌系统和机体的作用与影响，加重和缓解因素与当前的应对措施（图3-1-2）。

（二）风险控制

口腔副功能是神经肌肉牵引下的下颌运动，其强度和频率与神经肌肉收缩相关。口腔副功能运动本身是无法通过医疗手段终止的。从心理压力管理的作用看，磨牙、紧咬牙等牙齿接触运动，是口颌系统的生理性功能之一。因此，这类牙齿交错的运动也不应被完全去除。

根据口腔副功能的本质和影响因素，口腔医生应全面分析患者的生物性、机械性和其他环境因素，从"降低"和"保护"两方面减小口腔副功能对患者造成的负面影响。

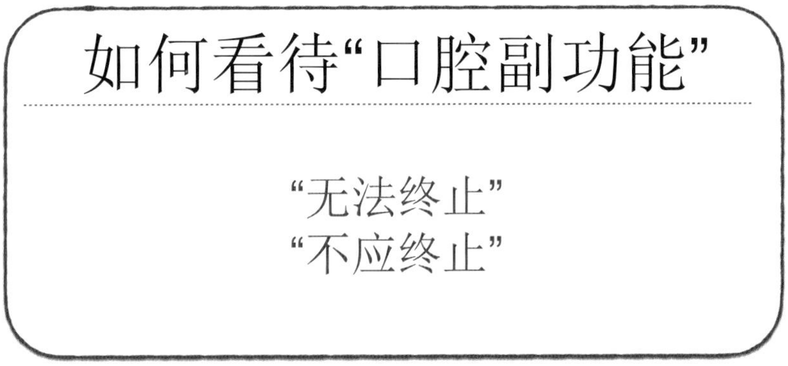

如何看待"口腔副功能"

"无法终止"
"不应终止"

图 3-1-2　知识卡片-如何看待"口腔副功能"

减小"口腔副功能"的损害

"降低"——减小神经肌肉系统收缩的强度和频度
"保护"——减小副功能作用对口颌系统结构的损伤

图3-1-3 知识卡片-减小"口腔副功能"的损害

"降低"是指通过控制精神心理因素和改善口内的不稳定咬合因素，降低神经肌肉系统收缩的强度和频度（图3-1-3）。

"保护"是指即便暴露在口腔副功能的机械性力量负荷下，通过调节生物性、机械性和其他影响因素中患者可控的方面，或通过口腔医生采取的措施，使牙体硬组织、牙周软硬组织、关节和肌肉避免进一步的结构破坏（图3-1-3）。

图3-1-4为针对"口腔副功能"的个性化健康指导模板。在这个模板中笔者列出了"降低力量"和"保护组织"两个范畴中可以采取的措施。这份清单中的内容主要为患者自身进行控制的因素（如调节心理压力和减少硬质饮食等），有些为医生可以采取的措施（如通过调𬌗或进行𬌗垫修复调节动态咬合）。医生可根据问诊和临床检查中的信息，勾画出需要和患者着重沟通的内容。其中涉及患者自身控制的因素建议用不同颜色的笔进行勾画，提示沟通强调的重点不同，在沟通时提出的先后顺序也不同。

第6章第2节中对健康指导列表中每项内容进行了解释，病例分析部分可以看到所有病例的健康指导示例。

口腔健康指导

充分认知
口腔副功能　睡眠　环境因素（生物；机械；其他环境因素）
功能状态　症状和体征　动静态咬合异常

降低力量
精神心理因素　除外神经系统其他疾病　疼痛病史　全身情况
　　　　　　　情绪（压力、生活事件、作息不规律、其他）
咬合因素　错𬌗畸形的影响　智齿拔除　动静态咬合异常的影响

保护组织
牙体　外源性酸蚀因素控制（减少酸性饮食）
　　　内源性酸蚀因素控制（消化道系统疾病、不良减重习惯）
　　　机械性因素控制（减少硬质饮食）
牙周　口腔卫生宣教　治疗牙周相关系统疾病　力量控制（咬合力、副功能）
　　　（BASS刷牙、使用牙线、使用间隙刷、使用冲牙器、刷牙频率、定期复查）
关节　精神心理因素控制　急性期治疗意见　除外其他疾病
　　　运动控制　静态咬合改善　动态咬合改善
肌肉　除外其他疾病　精神心理因素控制
　　　姿态问题控制　改善偏侧咀嚼　静态咬合改善　动态咬合改善

治疗意见：（1）保守治疗/积极治疗　（2）定期复诊，不适随诊

图3-1-4 针对"口腔副功能"的个性化健康指导模板

（三）复诊计划（图3-1-5）

复诊计划

"积极治疗"——需要进行咬合治疗
"保守治疗"——进入保守观察期
"定期复诊"——无新发症状或功能问题
"不适随诊"——出现新发症状或功能问题

图3-1-5 知识卡片–复诊计划

根据患者分类，需要通过积极治疗来改善口颌系统功能问题的患者，需要先和患者沟通后续咬合治疗计划；进入保守观察期的患者，需要向患者解释复诊计划。

复诊计划包括定期复诊和不适随诊。定期复诊指无新发症状或功能问题时，按医生制订的复诊周期复诊，观察口颌系统功能和结构的动态代偿情况，判断环境因素的影响程度有无加重；不适随诊指口颌系统薄弱环节出现新发症状或功能问题，需及时随诊，由医生提供处理方案。

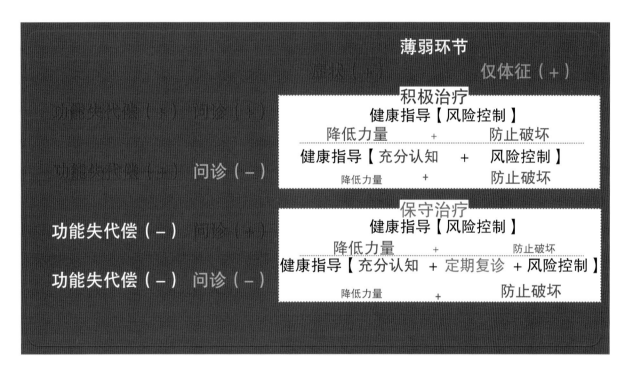

图3-1-6 知识卡片–不同类型患者的个性化健康指导

如图3-1-6所示，不同的患者分类，针对口腔副功能的"充分认知""风险控制""复诊计划"3个方面均有涉及，但各有侧重。

二、保守观察期患者的健康指导（图3-1-7）

（一）强调充分认知

没有自知的口腔副功能，却在薄弱环节存在症状的患者，尤其已经去除了生物性因素（主要是感染性因素），应着重强调口腔副功能对薄弱环节产生的力量负荷。

告知患者口腔副功能是一种无法终止的下颌运动，在针对薄弱环节症状的诊断和处理时，必要时需采取措施去除可能来自口腔副功能的机械力量。

（二）强调风险控制中的"降低力量"

薄弱环节已经出现症状，且有明确自知的口腔副功能行为的患者，需要强调通过调节口腔副功能的精神心理因素和/或咬合因素，尽量降低神经肌肉收缩的强度和频度，减小口腔副功能产生的力量负荷对薄弱环节的损害。

（三）强调风险控制中的"防止破坏"和定期复诊

薄弱环节无症状，且无自知的口腔副功能的患者，初诊直接进入保守观察期。此时应强调口颌系统功能状态、薄弱环节代偿状态和环境因素之间的动态平衡关系，需要患者通过降低环境因素对薄弱环节结构的负面影响，维持薄弱环节结构的稳定性，保持良好的口颌系统功能状态，并做到出现新发症状和功能问题时及时就诊，无新发症状和功能问题时也应定期复诊，由医生检查发现隐匿的不稳定征象。

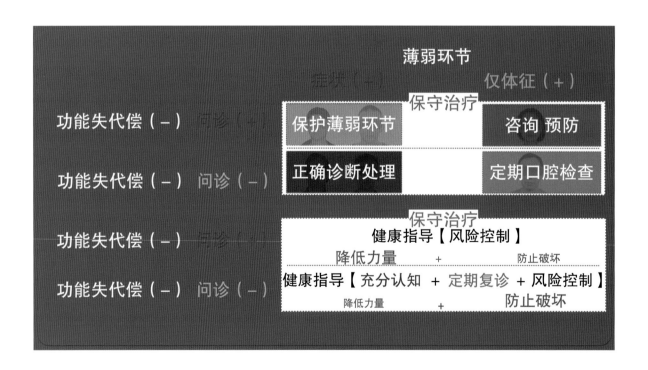

图3-1-7　保守观察期患者针对口腔副功能的个性化健康指导

三、积极治疗患者的健康指导（图3-1-8）

积极治疗患者，需要首先针对殆治疗进行治疗前、治疗中、治疗后期的初步沟通。具体内容如下：

（一）常规治疗沟通

1. 治疗前沟通

· 治疗目标

· 治疗周期

· 花费和预后

2. 治疗中沟通

· 风险控制（生物性、机械性、其他；降低和保护）

· 伴/并发症及解释

3. 治疗后沟通

· 风险控制（生物性、机械性、其他；降低和保护）

· 定期复诊，不适随诊

第6章病例分析部分可以看到每个积极治疗病例的治疗目标、周期和患者沟通示例。

（二）强调充分认知

薄弱环节存在症状且没有自知口腔副功能行为的患者，应着重强调口腔副功能对薄弱环节产生的力量负荷，让患者在开始治疗前意识到病史和功能问题、结构出现症状的病因、影响因素。对于即将开始的殆治疗，患者需了解可能存在的口腔副功能将会造成的治疗过程中的伴/并发症，以及对整体治疗效果的影响、如何防范以及针对口腔副功能的随访目的和措施。

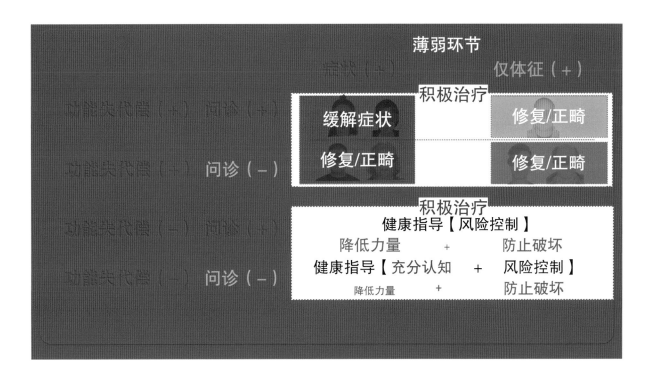

图3-1-8　积极治疗患者针对口腔副功能的个性化健康指导

（三）强调风险控制中的"降低力量"

薄弱环节已经出现症状，且有明确自知的口腔副功能行为的患者，需要强调通过调节口腔副功能的精神心理因素和/或咬合因素，尽量降低神经肌肉收缩的强度和频度，减小口腔副功能产生的力量负荷对薄弱环节的损害。患者需要充分了解口腔副功能引起的力量负荷对整个治疗过程产生的影响，各种伴/并发症出现后医生和患者自身如何应对。

（四）强调风险控制中的"防止破坏"

薄弱环节未出现症状，不论患者是否自知口腔副功能行为，都应强调口颌系统功能状态、薄弱环节代偿状态和环境因素之间的动态平衡关系，需要患者通过降低环境因素对薄弱环节结构的负面影响，维持薄弱环节结构的稳定性，保持良好的口颌系统功能状态，并做到出现新发结构症状和功能问题时及时就诊，无新发结构症状和功能问题时也应定期复诊，由医生检查发现隐匿的不稳定征象。自知口腔副功能的患者可能需在治疗中和治疗后借助𬌗垫对口颌系统薄弱环节以及临时、永久修复体进行保护。

第2节　主观问题列表
Subjective Problem List

一、如何获取健康指导所需信息

· 为了获得个性化健康指导所需要的信息，医生可使用全面检查的初诊问诊表1～初诊问诊表4进行问诊。

二、主观问题列表

· 问诊后收集到的信息可以整理成口腔副功能相关的主观问题列表。
· 医生熟悉了口腔副功能相关的问诊问题后，也可直接使用主观问题列表进行问诊。

参考阅读：第6章第2节中的初诊问诊表1～初诊问诊表4、导图—问诊时间轴、病例册—【全面检查病例报告】—询症状部分—【主观问题列表】

一、如何获取健康指导所需信息

至此，在初步问诊中，根据患者的口颌系统功能状态和薄弱环节症状以及口腔副功能的自知情况，可以进行初步的患者分类。有了患者分类，就可以从充分认知、风险控制和复诊计划中针对不同类别患者进行有侧重的个性化健康指导。而从健康指导的风险控制部分可以看出，进行"降低力量"和"防止破坏"两方面的健康指导，需要对患者的现病史、全身情况、生活、饮食习惯等信息进行全面收集，从而分析出在环境因素的影响下，该名患者的口颌系统功能和结构的代偿过程和当前状态。

为了得到个性化健康指导的综合信息，我们需要在问诊中收集以下信息：

· 患者的口颌系统功能状态病史
· 患者口颌系统结构、𬌗和口腔副功能的现病史
· 患者的口颌面部不适状态、头颈部姿态和情绪因素病史
· 全身情况、饮食习惯和口腔卫生习惯

为了医生能够在临床工作中有序又全面地对患者的病史和全身情况进行问诊，得到多维诊断和针对口颌系统的"点线面"分析所需的信息，我们设计了全面检查的初诊表（图3-2-1）。

初诊表共7页，前4页为问诊表。为方便医生记录，病史相关的问题均以问题清单的方式呈现。在病史下方对应时间轴，医生在问诊中可以马上梳理出口颌系统结构、𬌗的改变和治疗、口腔副功能、全身情况等问题在时间维度上的变化。在第6章第2节中，详细介绍了初诊问诊表的内容和使用步骤。

初诊表的原始版本也可通过扫描本书文前二维码下载。

【初诊表】的使用：
第6章第2节临床工具

二、主观问题列表

根据初诊问诊表中的信息，可以整理出主观问题列表。主观问题列表包括多维诊断和患者的精神心理因素、鼻咽口腔状态、姿态问

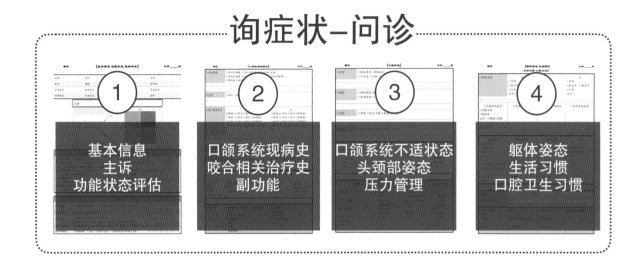

询症状–问诊

①	②	③	④
基本信息 主诉 功能状态评估	口颌系统现病史 咬合相关治疗史 副功能	口颌系统不适状态 头颈部姿态 压力管理	躯体姿态 生活习惯 口腔卫生习惯

图3-2-1　初诊问诊表内容

题、生活习惯和口腔卫生习惯（图3-2-2）。

在环境因素的影响下，口腔副功能的强度和频度受到中枢神经系统的调控。医生在处理不同类型的患者时，为了对每名患者的口腔副功能有个性化的考量，需要从生物性、机械性和其他环境影响因素进行全面记录，并分析这些影响因素。

对影响因素的分析，主要目的是让医生对患者的口颌系统甚至机体的总体代偿状态有全面的了解。大多数临床情况下，医生能够主动控制的因素是生物性因素中的感染因素和机械性因素中的𬌗形态。医生通过定期进行牙周系统治疗和口腔检查，去除牙体、牙周组织的感染因素，通过改变或重建𬌗来改善患者口颌系统内的力量分布。对于一些可能影响口颌系统结构代偿的因素，如头颈肩姿态、酸性饮食习惯等，医生可以通过健康指导，让患者对这些因素有所认知，尽量改变习惯和治疗机体的其

他疾病。而对于一些不易控制的影响因素，如精神心理压力、中央气道、睡眠情况等，尤其在𬌗治疗开始前，医生需要综合评估这些因素对预后、风险的作用，和患者进行充分沟通，在影响因素不可控、治疗风险高、预后差，或治疗的技术水平不能满足治疗需求时，医生不应开始积极治疗。

主观问题列表是对问诊表中信息的梳理，当医生使用一段时间初诊问诊表后，如果已经对生物性、机械性和其他因素的问题采集非常熟悉，可以直接使用主观问题列表进行问诊。

这张主观问题列表是针对口腔副功能相关性非常高的问题。这种问题列表的收集方式同样适用于口颌系统其他多因素影响疾病的全面检查中的问诊部分。在第6章第2节中，读者可以看到针对重度磨耗、多学科系统病例的"主观问题列表"。读者也可以根据自己的需求制订不同的主观问题列表。

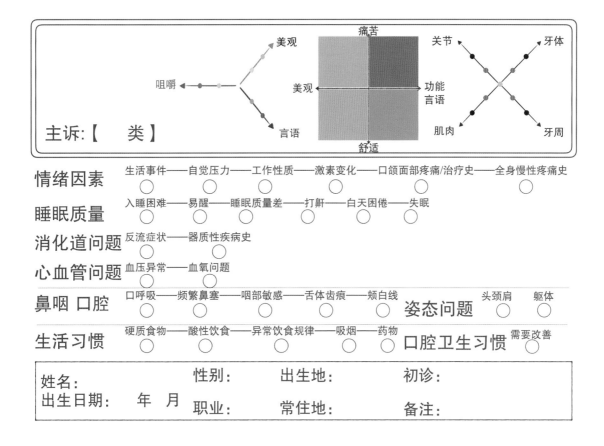

情绪因素　生活事件——自觉压力——工作性质——激素变化——口颌面部疼痛/治疗史——全身慢性疼痛史
　　　　　○　　　　○　　　　○　　　　○　　　　○　　　　　　　　　　○

睡眠质量　入睡困难——易醒——睡眠质量差——打鼾——白天困倦——失眠
　　　　　○　　　○　　　○　　　○　　　○　　　○

消化道问题　反流症状——器质性疾病史
　　　　　　○　　　○

心血管问题　血压异常——血氧问题
　　　　　　○　　　○

鼻咽 口腔　口呼吸——频繁鼻塞——咽部敏感——舌体齿痕——颊白线　　　姿态问题　头颈肩　躯体
　　　　　○　　　○　　　○　　　○　　　○　　　　　　　　　　○　　○

生活习惯　硬质食物——酸性饮食——异常饮食规律——吸烟——药物　　口腔卫生习惯　需要改善
　　　　　○　　　○　　　　○　　　○　　　○　　　　　　　　　　　　○

| 姓名： | | 性别： | 出生地： | 初诊： |
| 出生日期：　年　月 | | 职业： | 常住地： | 备注： |

图3-2-2　主观问题列表

【主观问题列表】的使用：
　　第6章第2节临床工具

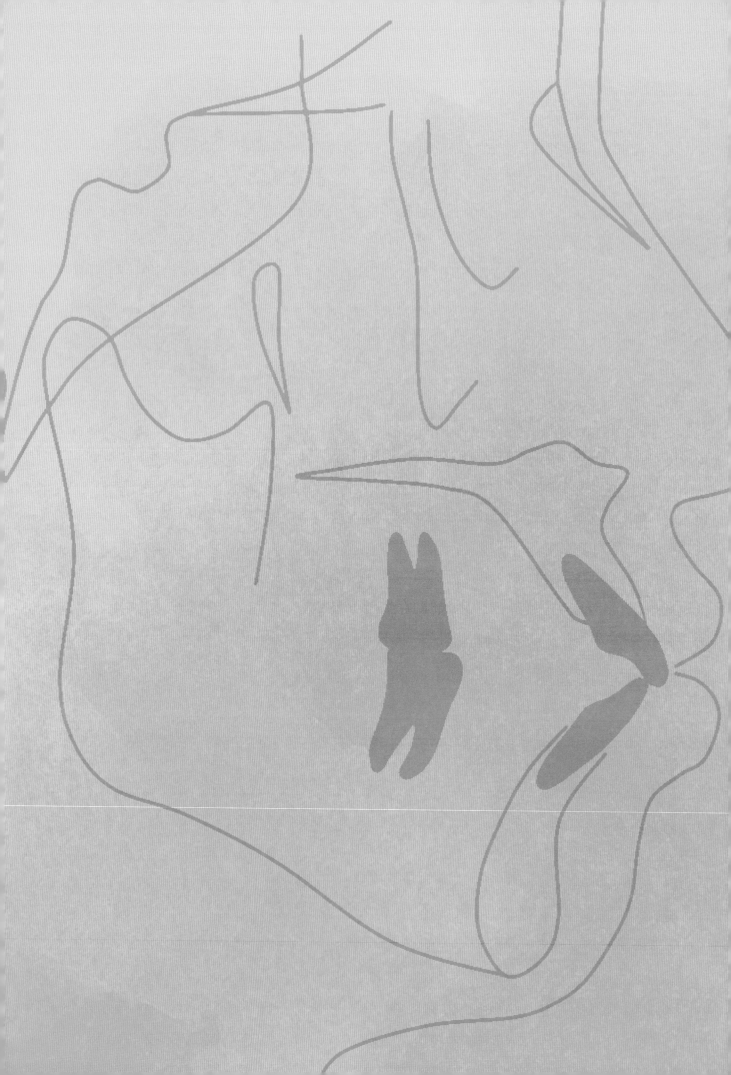

第4章

至少不伤害

——口腔副功能对策之二：𬌗垫

Do No Harm
—Strategies for Oral Parafunction: Step 2. Plates

本章重点

第1节　𬌗垫设计

　　𬌗垫的制作目的包括预治疗𬌗垫、保护性𬌗垫和诊断性𬌗垫

　　根据主观问题列表和临床客观检查的信息，将𬌗垫的制作目的、制作方法填写到𬌗垫设计模板中

　　针对𬌗垫制作的目的和佩戴指导与患者进行沟通，然后将𬌗垫设计模板中的内容和技师沟通

第2节　客观问题列表

　　通过初诊检查表5～初诊检查表7中的临床检查和临床辅助资料收集，获取𬌗垫设计所需信息

　　客观问题列表中的内容是颅下颌系统、颌骨三维空间和𬌗问题的整理。通过临床检查和临床辅助资料收集获取客观问题列表

第1节 **殆垫设计**

Plates Design

一、目的

·包括预治疗殆垫、保护性殆垫和诊断性殆垫。

二、殆垫的设计与沟通

（一）殆垫的设计
·殆垫的设计内容包括关节位置、垂直距离和咬合设计。将殆垫的制作目的、设计和个性化指导内容填写进殆垫设计模板。

（二）殆垫的沟通
·医患沟通——殆垫设计模板。
·医技沟通——设计单。

参考阅读：第6章第2节中简化头影测量尺、病例册——【全面检查病例报告】——录体征、结构的记录、运动的记录部分 、【殆垫设计模板】、【建殆设计单】

殆垫本质上是在上下牙列间通过一层硬或软质材料改变原有的静动态殆接触形式。这种改变是相对可逆的。

这里的"相对"是指：只要殆接触形式发生了改变，就有机械受体感受器将咬合力的信息传入，经由中枢神经系统产生了反馈；"可逆"是指：殆改变的时相可以根据治疗目的，通过摘除和戴入殆垫来控制。

临床上殆垫的佩戴通常会对咀嚼、言语功能产生影响。在进行治疗决策时，首先要考虑殆垫发挥的作用，也就是殆垫治疗的目的。

一、目的（图4-1-1和图4-1-2）

（一）预治疗殆垫

积极治疗的病例中，当患者需要改变殆来进行解决功能问题时，由于薄弱环节存在症状、功能问题病史较长等原因，颅下颌系统结构中的韧带、肌肉、关节盘等可能处于不稳定的状态。所有下颌运动的初始位置由颅下颌系统的稳定程度决定。没有稳定的颅下颌系统，就没有稳定的静态咬合——牙尖交错的状态。如果没有颞下颌关节的进展性退行性变，而只是神经肌肉系统或颅下颌系统肌肉的不稳定，需要用相对可逆的方式稳定颅下颌系统决定的下颌运动起始位置，才可以开始进行垂直向上颌骨空间的设计和殆设计。

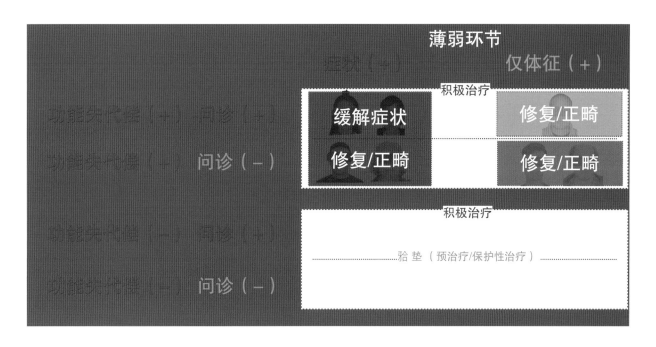

图4-1-1 殆垫的目的-预治疗殆垫、保护性殆垫

（二）保护性殆垫

当口腔副功能持续存在，积极治疗中的临时修复体、永久修复体和薄弱环节中的结构暴露在过度的力量负荷中，需要从"防止破坏"的角度使用殆垫。积极治疗患者，不论其自身是否可以感知口腔副功能的存在，都需要在治疗开始前全面分析、评估患者口腔副功能因素存在的情况，加重缓解因素的可控性，和患者沟通在治疗中、治疗后对临时修复体和永久修复体进行保护为目的，佩戴殆垫的可能性和必要性。

功能没有问题，薄弱环节存在症状，且自身可以感知口腔副功能的患者，是保护性殆垫的主要适应证。保护性殆垫在夜间或白天必要时佩戴，在不影响日间咀嚼、言语等功能运动，不影响患者正常生活的前提下，减小夜间不可避免的口腔副功能作用对结构的过度力量，维持口颌系统结构的平衡与稳定。

对于功能没有问题、薄弱环节尚不存在症状，但是自身可以感知口腔副功能的患者，也可根据需要为患者设计合适的殆垫。这类患者很可能已经通过长期佩戴保护性殆垫达到了口颌系统结构的稳定和功能的正常行使。在全面检查时，医生帮助患者判断现有殆垫的使用情况、效果，是否需要更换。

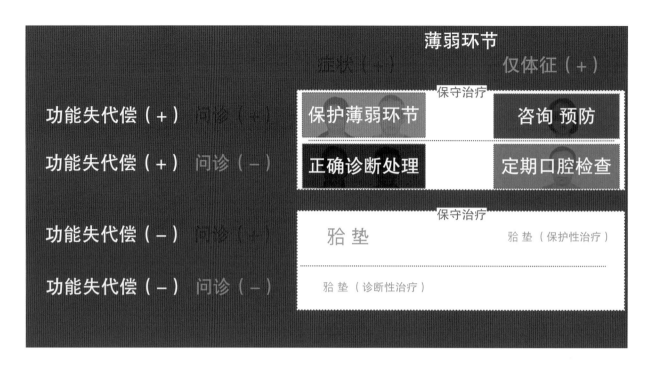

图4-1-2　殆垫的目的–诊断性殆垫、保护性殆垫

（三）诊断性殆垫

功能没有问题，对于口腔副功能行为不自知，却存在薄弱环节症状的患者，如果通过去除生物性因素无法缓解患者的症状，说明需要考虑来源于机械性方面的影响因素。在没有明确病因的情况下，不能马上进行不可逆的殆调整来调整功能运动中的力量负荷。此时，可以通过殆垫治疗来降低夜间可能存在的口腔副功能作用对薄弱环节的损伤。去除了夜间口腔副功能这一因素后，通过分析薄弱环节症状改变的状态，分析疾病的始动因素和促进因素，制订下一步的治疗决策。

在第6章病例分析中，读者还可以通过相关病例中的殆垫治疗部分看到以上类型殆垫的具体设计和应用。

二、殆垫的设计与沟通

（一）殆垫的设计

殆垫的设计顺序是：关节位置、垂直距离和咬合设计（图4-1-3）。

关节位置包括佩戴殆垫后，患者的咬合接触是稳定在关节位还是直接建立在最大牙尖交错位，抑或是根据治疗需要确定的治疗性关节位（如前伸位等）。

垂直距离是医生决定的殆垫厚度。

咬合设计包括殆垫制作在上颌牙列还是下颌牙列，采用什么性质的材料，殆面设计是根据患者的何种动态数据。

```
┌─────────────────────────────────────┐
│                                       │
│          粉垫的设计                    │
│  · · · · · · · · · · · · · · · · ·    │
│           关节位置                     │
│           垂直距离                     │
│           咬合设计                     │
│                                       │
└─────────────────────────────────────┘
```

图4-1-3　知识卡片-粉垫的设计

（二）粉垫的沟通

粉垫的设计依据是主观问题列表和临床检查。医生根据主观问题列表和临床检查，与患者沟通粉垫制作的目的、佩戴后可能的伴/并发症以及粉垫的后续治疗。医生还需将患者全面检查的情况、粉垫的设计方案与技师进行沟通，完成粉垫的制作。

在第6章第2节中，我们整理了粉垫设计模板。模板有粉垫设计的清单，医生可以在临床检查后制订粉垫治疗计划时进行勾选，与患者和技师进行高效沟通。

【粉垫设计模板】的使用：
第6章第2节临床工具

1. 医患沟通

模板分为三大部分，包括粉垫治疗的目的、制作设计和沟通。

医生根据临床检查得到多维诊断后进行患者分类，根据主观问题列表和客观检查制订出粉垫制作目的，初步与患者沟通粉垫的治疗决策。

确定好粉垫制作方法后，医生在此模板上勾选出佩戴指南，根据此模板与技师和患者分别进行沟通（图4-1-4）。

2. 医技沟通

医生在临床收集了患者的模型、颌位关系及其他制作粉垫需要使用的数据后，填写建粉设计单，将临床资料转移给技师。

建粉设计单内容包括医生使用的面弓转移方法、关节位置选择、垂直距离设计和咬合设

𬌗垫设计

目的   保护修复体   保护关节   保护肌肉   保护牙体组织   保护牙周组织
          诊断性治疗   预治疗

关节位置   原始关节位   治疗关节位   咬合接触位

垂直距离   抬高   尽量维持

咬合设计   上颌𬌗垫   下颌𬌗垫   硬质   软质
          个性化运动数据   平均动态数据

沟通   佩戴时间（24小时   每晚佩戴   间隔夜间佩戴   日间必要时   短期）
       可能影响睡眠（精神心理因素   睡眠紊乱因素   呼吸因素）
       症状记录（原始症状加重缓解   晨起不适   其他）
       复诊时间（3天   1周   遵医嘱）
       后期治疗（明确诊断   对症处理 ）

图4-1-4   𬌗垫设计模板

计（图4-1-5）。如果有其他临床辅助资料，如下颌运动轨迹记录得到的𬌗架个性化运动数值，将下颌运动轨迹记录报告附在设计单中一起转移给技师。

在第6章第2节中讲解了建𬌗设计单的填写。

【𬌗垫佩戴指导模板】【建𬌗设计单】的使用：
第6章第2节临床工具

殆架种类	卡瓦（ ）	吉尔巴赫（ ） 伽马（ ）	其他（ ）		
功能设计	关节位置	面弓种类： 机械面弓（ ） 运动面弓（ ） ArcusDigma（ ） CADIAX（ ） Zebris（ ） 其他（ ） 最大牙尖交错位（ ） 正中关系位（ ） 位置改变（ ） 左 右 　　　　　　 X（ ）mm X（ ）mm 　　　　　　 Y（ ）mm Y（ ）mm 　　　　　　 Z（ ）mm Z（ ）mm			
	垂直距离	不变（ ） 切导针抬高（ ）mm 转移记录（ ）			
	咬合设计	采用切导（ ）		采用髁导（ ）	
		切导（ ）° 左Bennett角（ ）°		左SCI（ ）° 左Bennett角（ ）°	
		右Bennett角（ ）°		右SCI（ ）° 右Bennett角（ ）°	

图4-1-5 建殆设计单

第2节 客观问题列表
Objective Problem List

一、如何获取殆垫设计所需信息

· 使用初诊检查表5～初诊检查表7和临床辅助资料收集流程进行客观信息的收集。

二、客观问题列表

· 将临床客观信息收集完毕后，可以判断薄弱环节的体征和软组织情况。
· 将口颌系统的信息按照关节位置、颌骨空间信息和咬合三大部分进行整理。

参考阅读：第6章第2节中的初诊检查表5～初诊检查表7、导图（客观检查方法，摄影流程，面弓殆架在检查中的应用，颌位，Ⅱ类、Ⅲ类主诉全面检查流程，运动）、简化头影测量尺、病例册【客观问题列表】

一、如何获取殆垫设计所需信息

（一）获取口颌系统客观信息的目的

判断薄弱环节体征、口颌系统三维静动态信息的整理。

（二）获取口颌系统客观信息的途径

初诊表（临床客观检查）+临床辅助资料收集。

在设计殆垫时，需要收集和分析患者的客观检查资料。同时，患者的客观检查资料中薄弱环节的体征、口唇黏膜等软组织情况也提示着患者的中央气道、牙弓宽度发育、口腔副功能等信息，影响着患者佩戴殆垫的感受和依从性，对殆垫的设计有指导作用。

1. 初诊检查表5～初诊检查表7

初诊问诊后，继续使用初诊检查表5～初诊检查表7对患者进行临床检查。初诊表中的检查内容主要是针对功能重建期的。如果患者需要进入感染缺损期治疗，需要进行生物性因素的检查，则可通过第6章第2节中生物性因素筛查表，进行感染性因素的检查。

初诊检查表5～初诊检查表7临床检查包括（图4-2-1）：

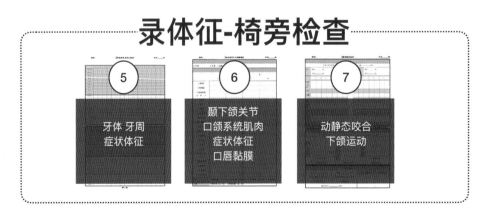

图4-2-1 初诊检查表5～初诊检查表7-椅旁检查

· 牙体牙周症状体征检查

· 神经肌肉和关节区触诊、口唇黏膜检查

· 动静态咬合、下颌运动、关节区筛查

【初诊检查表5～初诊检查表7】的使用：
第6章第2节临床工具

2. 临床辅助资料收集

临床检查后，如果医生的决策中包括殆垫的制作，则需要通过以下辅助资料的收集，进行殆垫个性化佩戴指导和设计，并最终交由技师制作殆垫。

（1）模型制取

目的：①作为研究模型进行牙弓形态及曲线分析。②在殆架上模型分析及咬合分析。③制作殆垫。

可以选用聚醚材料、硅橡胶材料和藻酸盐类材料制取上下颌全牙列印模；对于绝大多数临床情况，藻酸盐类印模材料已经可以满足殆垫制作的需求。

采用IV类硬质石膏灌注模型。

（2）面弓转移，颌位关系制取，模型上殆架

目的：①作为研究模型在殆架上进行结构和运动的分析。②需要在关节位进行垂直距离增高的殆垫制作时，在殆架上设定好关节位置和切导针抬高数值后转移给技师。

（3）拍摄头颅侧位片，进行头影测量分析

目的：判断患者垂直向代偿状态，决策殆垫厚度。

第6章第2节临床工具中介绍了简化头影测量尺的使用，可以帮助医生在垂直向分析中节省操作时间，提高临床效率。

（4）个性化动态数据的口内制取法

目的：当需要个性化的动态数据进行殆垫的咬合设计，又没有电子下颌运动轨迹描计设备时，可用口内法获取患者的个性化数据。

（5）其他辅助资料

临床摄影：为多学科团队、技师提供更全面的患者资料。

咬合检查：BruxChecker、咬合蜡分析。

电子下颌运动轨迹描计检查。

以上临床检查信息，并非每一个殆垫制作病例都需要收集完全。医生可以根据殆垫的种类、制作方法自行选择。在第6章第2节中均有详细的介绍和使用步骤。

【全面检查工具】的使用：
第6章第2节临床工具

二、客观问题列表

（一）获取客观问题列表的目的

梳理口颌系统客观信息，从关节位置、颌骨空间、静动态咬合进行全面分析

（二）制作客观问题列表的途径

初诊检查表5～初诊检查表7、模型分析、头影测量。

根据初诊表的临床检查部分和模型、殆架以及头影测量结果，将患者的关节位置、颌骨发育和咬合检查的客观情况梳理到图4-2-2中。

客观问题列表的具体分析和使用步骤见第6

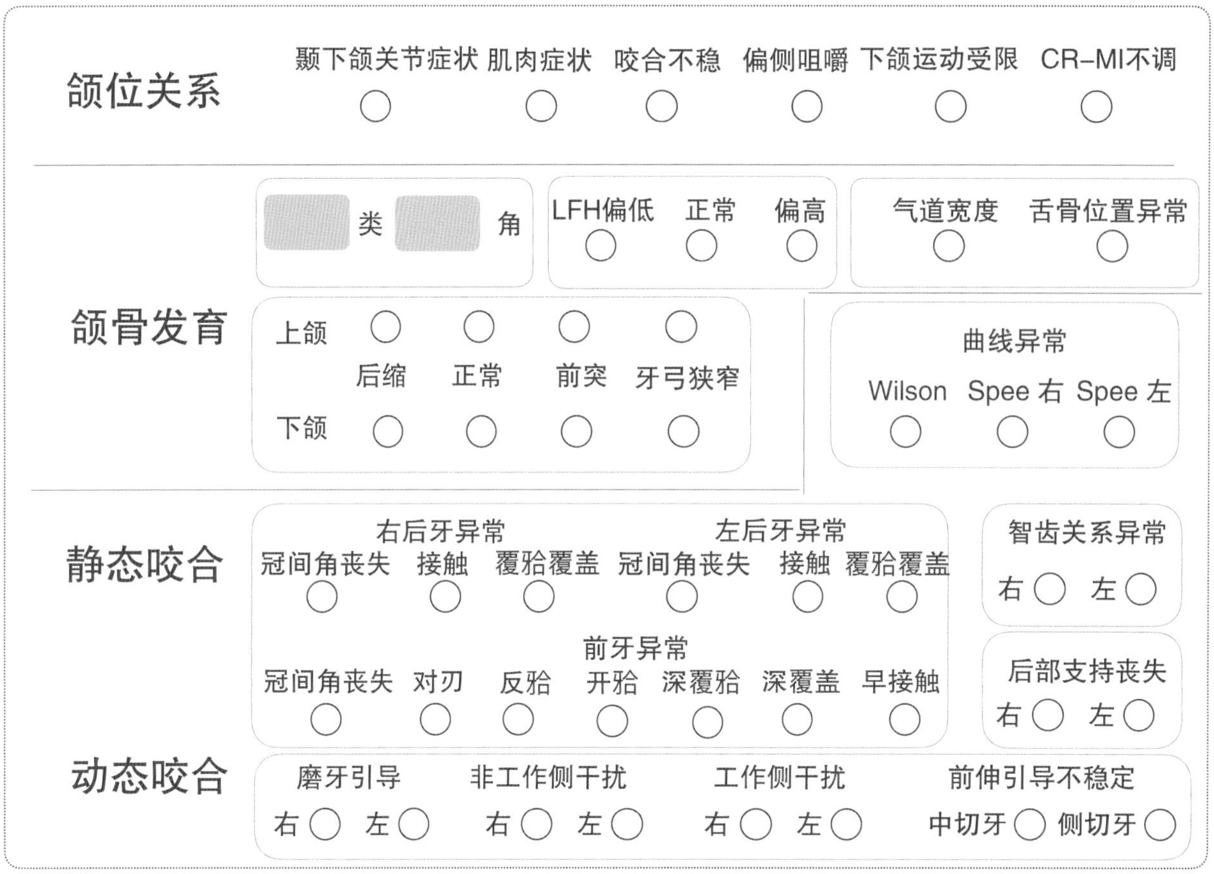

图 4-2-2　客观问题列表

章第2节。

【客观问题列表】的使用:
第6章第2节临床工具

三、总结

以上两章的内容是针对口腔副功能的两大对策:健康指导和𬌗垫。

对于主诉口颌系统功能存在问题的患者，采用积极治疗，通过调整或重建殆来恢复患者的口颌系统功能；对于口颌系统功能尚未出现问题，或经过对症治疗，主诉问题已经得到解决的患者，进入针对口腔副功能问题的保守观察期。

不论在积极治疗还是保守观察期，都需要对患者进行健康指导。健康指导的目的是控制环境因素。患者应该对由他负责控制的因素和不可控因素有充分的认知与理解。

保守观察期的患者从充分认知（无法终止、不可终止）、风险控制（降低和保护）以及复诊计划（定期复诊、不适随诊）来进行健康指导。积极治疗的患者还需针对治疗前、治疗中、治疗后的不同时期进行健康指导。

按目的分类，殆垫分为预治疗、保护性和诊断性殆垫。采用殆垫治疗来应对患者的口腔副功能问题时，需要从关节位置、垂直距离和咬合设计三方面进行设计。医生使用殆垫设计模板和患者进行沟通，然后通过建殆设计单向技师传递殆垫制作要求。

为了获取个性化健康指导的资料，需要对患者进行全面检查，由问诊得到患者口颌系统的主诉、多维诊断、薄弱环节症状和口腔副功能情况，根据现病史、全身情况、生活习惯得到主观问题列表。为了制作殆垫，还需要由临床检查得到口颌系统薄弱环节体征、静动态咬合情况，结合模型、影像学资料等临床辅助资料，获得患者的客观问题列表。主观问题列表和客观问题列表结合，医生可以制订殆垫设计模板和建殆设计单。

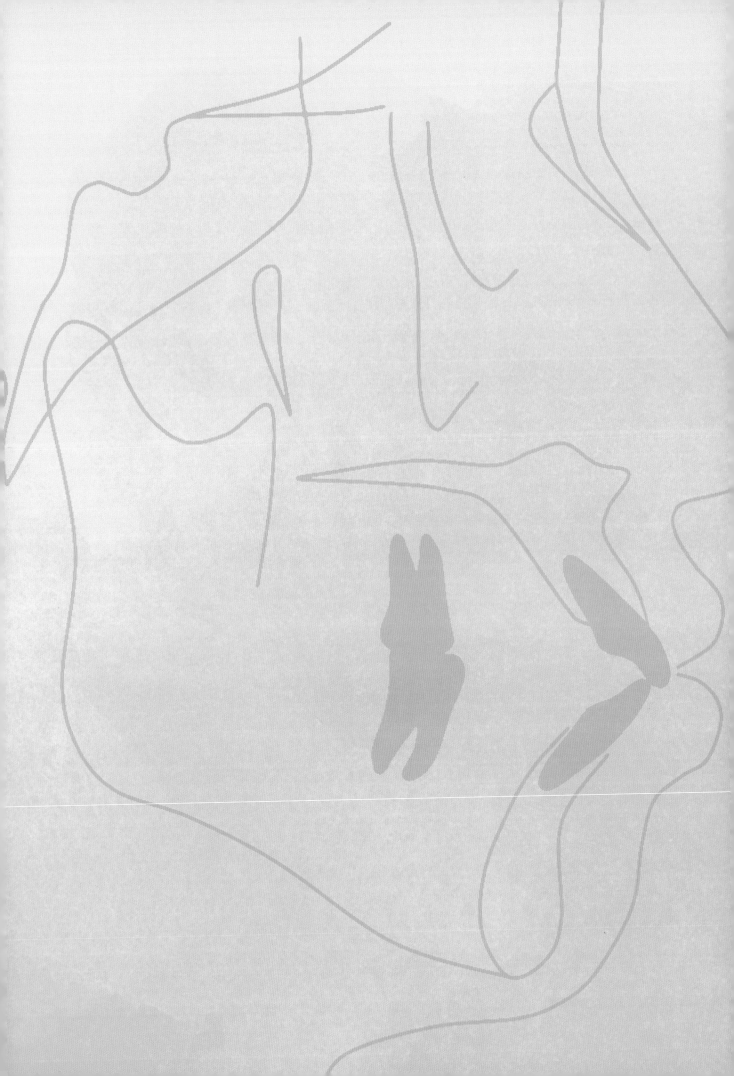

第5章

有时去治愈，常常去帮助
——做好修复、种植、正畸
医生的"本职工作"

To Cure Sometimes, To Relieve Often
—Dancing with Oral Parafunction in Occlusion Treatment as Prosthodontists, Implantologists and Orthodontists

本章重点

第1节　积极治疗决策树

　　积极治疗：以解决主诉问题、恢复口颌系统功能为目标，口腔医生调整和重建静动态𬌗的治疗为积极治疗

　　积极治疗决策树：关节位置设定、颌骨空间设计和咬合设计

第2节　多学科沟通

　　【多学科会诊表】是口腔多学科团队沟通的有效工具

　　【建𬌗设计单】涉及修复专业的治疗，修复医生和技师通过建𬌗设计单将多学科会诊意见、积极治疗决策结论和患者的全面检查情况传递给技师

第1节 积极治疗决策树

Active Treatment Decision Tree

一、积极治疗的目的

· 恢复口颌系统功能。

二、积极治疗的本质

· 调整、重建𬌗。

三、积极治疗决策树

· 确定关节位置、颌骨空间设计、咬合设计。

参考阅读：第6章第2节病例册—决策【积极治疗决策树】

口腔医生通过确定关节位置、颌骨空间设计和咬合设计三大步骤，进行积极治疗决策。

一、积极治疗的目的

不论是否存在口腔副功能，经过了生物性因素的控制，口颌系统功能仍然出现问题的患者，都需要口腔医生通过调整、重建功能性结构——𬌗来帮助患者恢复功能的正常行使，也就是积极治疗的患者类型。

二、积极治疗的本质

积极治疗是对功能性结构——𬌗的处理。𬌗是3个功能性结构中最终发挥作用的角色。

在颅下颌系统、神经肌肉系统的协调下，最终通过𬌗的功能运动，行使口颌系统的功能。对𬌗的处理，需要医生从口颌系统整体为出发点进行思考。修复、正畸、种植、牙周、技师等多学科团队间，根据确定关节位置、颌骨空间设计、咬合设计三大部分，设定合理的治疗周期，制订治疗计划。

三、积极治疗决策树（图5-1-1）

积极治疗的决策树主要包括三大部分：

· 确定关节位置

· 颌骨空间设计

· 咬合设计

（一）确定关节位置（图5-1-2）

确定关节位置是为了确定一个稳定、可重复的下颌运动起始和终止位置。

确定关节位置前先进行关节及神经肌肉结构的判断。

根据问诊和临床体征检查，分为关节及神经肌肉舒适、结构稳定和关节及神经肌肉有症状或结构薄弱的两条路径。

下颌从起始位置出发，进行功能运动（开口摄取食物、咀嚼研磨食物、发音、微笑等），回到此位置，完成功能运动。关节位置不稳定，𬌗的起始和终止位置就无法稳定，同时，运动过程中还可能发生异常的𬌗干扰。

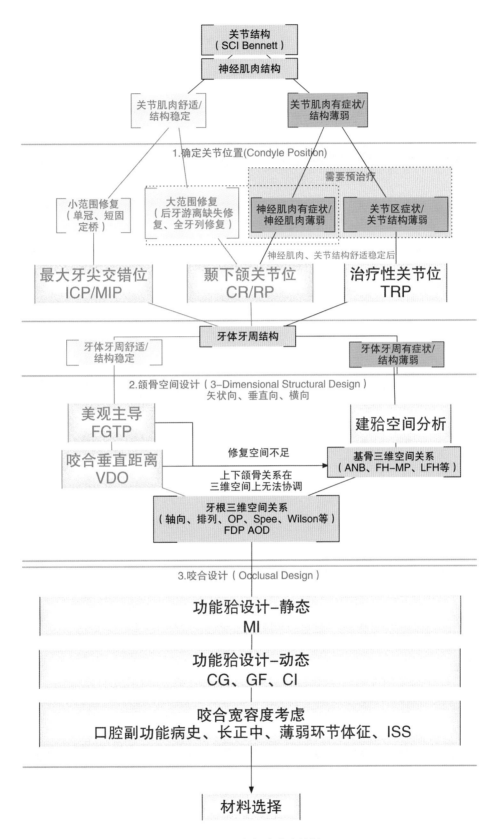

图5-1-1　积极治疗决策树

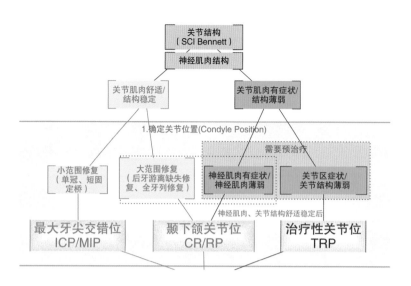

图5-1-2 积极治疗决策树–确定关节位置

可以作为功能运动起始位置的关节位置包括最大牙尖交错位（ICP或MIP）、颞下颌关节位以及治疗性关节位。

1. 最大牙尖交错位

当患者主观感受颞下颌关节区和神经肌肉无症状，无现有的关节位和最大牙尖接触（CR-MI）不调，客观检查发现关节肌肉结构稳定，且余留天然牙接触稳定，可以通过复制患者现有的最大牙尖交错位（ICP或MIP）确定关节位置。

2. 颞下颌关节位

颞下颌关节位由颞下颌关节的结构决定此时下颌相对于上颌是一个稳定、可重复的运动起始位置。这个位置与牙齿的咬合接触无关。不同的专有名词如正中关系（CR）或参考位置（RP）其实都是在描述这一位置。

存在以下两种情况：

（1）颞下颌关节区无症状，无CR-MI不调，客观检查发现关节肌肉结构稳定，但余留天然牙因后部支持不足而接触不稳定，或患者

需要接受正畸治疗，现有的MI将会改变。

（2）当存在CR-MI不调，神经肌肉系统存在症状或运动不协调，或客观检查发现神经肌肉系统不稳定状态，但经过𬌗垫等预治疗，神经肌肉系统恢复了稳定舒适的状态后。

这两种情况需要将𬌗建立在由稳定、舒适可重复的关节结构决定的颌位上。

3. 治疗性关节位

当颞下颌关节区有症状，关节内部结构处于进展的退行性变过程中，或患者虽然无症状，但关节处于过度代偿的状态，或需要通过预设未来的建𬌗位置来指导正颌、正畸、修复治疗的方向，需要根据口颌系统三维空间的分析，将下颌预设在符合患者口颌系统发育的某一位置上，临时或永久地确定关节位置。前伸性𬌗垫治疗关节盘弹响、正畸前的治疗性𬌗垫、严重骨性畸形的正颌手术导板以及严重骨性II类修复建𬌗前通过下颌逆旋后制作治疗性临时修复体等，均采用医生决策的位置来作为关节位置，称为治疗性关节位。

（二）颌骨空间设计（图5-1-3）

颌骨空间的设计是为了建𬌗时，牙根在基骨内位置、轴向、排列合适，颌骨基骨位置、形态、相互关系协调，最终𬌗力能够以恰当的方式传导。

颌骨空间设计包括两方面：上下颌骨基骨的空间位置和形态设计以及牙根在颌骨中的轴向和排列关系。

关于基骨和牙根三维空间分析与设计的具体内容请参阅第6章第2节病例报告的模型分析部分。

进入颌骨空间设计前先进行牙体牙周结构的判断。

根据问诊和临床体征检查，分为牙体牙周舒适、结构稳定和牙体牙周有症状、结构薄弱的两条路径。

1. 牙体牙周舒适、结构稳定

牙体牙周舒适、结构稳定，通常先根据面部美观的标准进入前牙区颌骨空间的设计，即面部主导的治疗设计（Facially Generated Treatment Plan，FGTP）。

设计时先确定上中切牙切缘在垂直向、矢状向的位置，以面部美学标准为依据，参考患者主诉的美学缺陷，设计上前牙在空间内的位置、排列和轴向。根据上前牙冠的形态和适当的覆𬌗、覆盖，设定下中切牙的切缘位置，以及下前牙的位置、排列和轴向。前牙区设定好后，观察后牙区的牙根三维空间，在垂直向上确定咬合垂直距离。

若在美学设计或咬合垂直距离设定时，发现修复空间不足或上下颌骨的基骨在三维空间上，其位置、形态和相互关系无法满足美观和/或功能的最终建𬌗需求，则需进入基骨和牙根的三维空间设计路径。

2. 牙体牙周有症状、结构薄弱

牙体牙周有症状，或在口颌系统生长发育中属于结构薄弱的环节，则需谨慎考虑基骨、牙根的三维空间关系，使最终建𬌗时，上下颌骨相对位置、形态协调，牙根在基骨内的轴

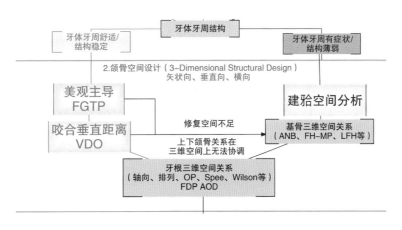

图5-1-3　积极治疗决策树-颌骨空间设计

向、排列协调，在之后进行𬌗面形态设计时，最大牙尖接触时𬌗力得以沿牙长轴传导，非正中咬合时力量分布均匀，不对牙体牙周产生过度的负荷。

（三）咬合设计（图5-1-4）

经过了颌骨空间设计后，最终建𬌗的牙根已经在基骨中的轴向、排列位置确定，进入牙冠咬合面形态的设计。

确定天然牙根或种植修复体咬合面在上下牙弓中的形态。咬合面的形态设计包括最大牙尖交错的接触点位置设计（静态𬌗设计），以及非正中运动中引导牙位和发生𬌗分离牙位的设计（动态𬌗设计）以及咬合宽容度的设计。

1. 静态𬌗设计

静态𬌗的设计是为了获得能够承受𬌗力的𬌗面形态。静态𬌗的设计过程是确定功能尖的位置和对颌牙中央窝、边缘嵴的位置，获得最大牙尖交错（MI）。

2. 动态𬌗设计

动态𬌗的设计是为了进行𬌗力的合理分布。通常利用偏前方的牙位进行引导，后牙区在非正中运动时要做到咬合分离。

天然牙和种植体的非正中𬌗设计有以下方式：尖牙保护𬌗（Canine Guidance, CG）、组牙功能𬌗（Group Function，GF）、相互保护𬌗、序列功能𬌗等。事实上这些非正中𬌗的目的都是为了确定在非正中运动中，哪些牙位应该起到承担力量的作用，哪些牙位应该避免发生𬌗接触，尽量卸载𬌗力。

序列功能𬌗理论中提出的咬合分离角（AOD）概念，即在前伸运动中，上下颌每个后牙都应有牙尖斜面之间的夹角（8°～10°），可以在非正中运动中既达到后牙的咬合分离，又不会因牙尖斜面过平而降低咀嚼效率。

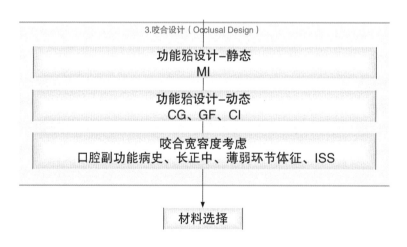

图5-1-4 积极治疗决策树-咬合设计

咬合分离角（AOD）与前伸髁导斜度（SCI）、功能𬌗平面角度（OP）和牙尖斜度（CI）之间具有以下关系：

AOD=SCI−OP−CI

3.咬合宽容度考虑

由于颅下颌系统、神经肌肉系统的神经调控机制以及牙体牙周组织中的机械感受器存在，从𬌗的设计到实现的过程中，单纯的静态𬌗设计和动态𬌗设计并不能完全满足每一名患者个性化的𬌗的需求。

在全面检查中，根据患者口颌系统的信息，需要在最终实现𬌗时，考虑不同患者咬合面上宽容度的存在。

影响咬合宽容度的因素包括：长正中的存在、薄弱环节的不稳定征象〔迅即侧移（ISS）、牙根松动程度、牙体硬组织重度缺损等〕、口腔副功能病史等。

如果患者的口颌系统存在较多的影响咬合宽容度的因素，必要时需通过一段时间临时冠的佩戴，观察质地相对较软的临时修复材料表面的磨耗情况，记录并复制患者咬合面的咬合宽容度。

感谢中国医科大学附属口腔医院赵震锦老师对"积极治疗决策树"提供的指导和帮助。

第2节 多学科沟通

Interdisciplinary Communication

一、多学科会诊表

· 多学科团队进行会诊交流的有效工具。
· 包括多维诊断区、风险控制区和客观问题区。

二、多学科治疗决策

· 多学科团队使用多学科会诊表，分析患者的主客观问题，使用积极治疗树确定患者的治疗是单一专科主导路径还是多学科配合路径，建盐由哪个专科完成。

三、建盐设计单

· 需要修复治疗的患者，修复医生与技师进行交流的工具。
· 包括功能设计、制作要求和医技配合详细步骤。

参考阅读：第6章"口颌系统疾病的多学科决策厅模式、多学科交流工具"

一、多学科会诊表

需要多学科合作进行积极治疗的患者，初诊医生完成全面检查后，收集了患者的主观问题列表和客观问题列表，整理成一张多学科会诊表，与多学科团队共同进行积极治疗决策，明确由哪一个专科完成盐的调整或重建任务（图5-2-1）。

多学科会诊表是多学科团队进行沟通交流的有效工具。表格共1页，分为3个部分：多维诊断区、风险控制区和客观问题区。

初诊医生进行全面检查后，根据全面检查的问诊和临床体征检查填写此表。

多维诊断区的结果决定患者是否进入积极治疗。

针对患者的主诉问题，团队考虑本身的技术因素和风险控制区分析，一同探讨患者的口颌系统客观问题。

经过了积极治疗决策路径，最终患者进入适合的治疗周期，确定多学科团队中需要负责治疗的专科医生，以及在解决患者口颌系统功能问题的治疗中，各专科医生所需负责的工作。

日期：	初诊医生：	专业：
患者姓名：	出生年月：	性别：

主诉：

功能状态 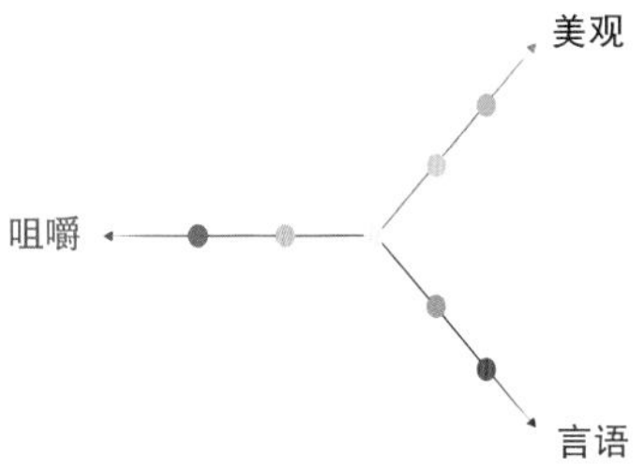	主诉问题感受 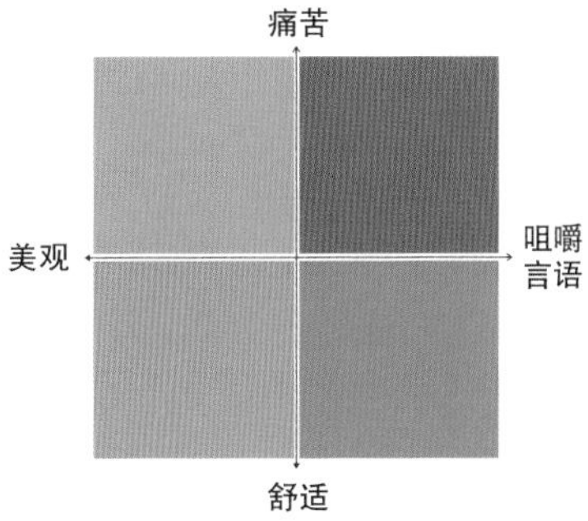	薄弱环节 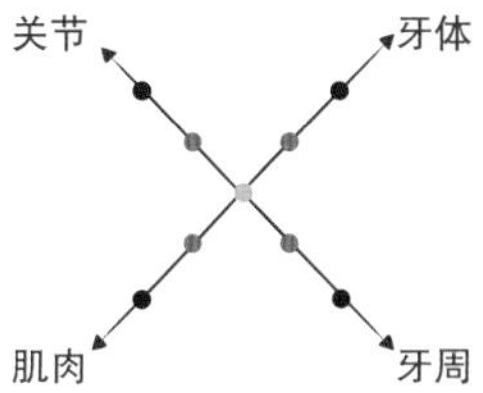

副功能：　紧咬牙：日间【　　】夜间【　　】　磨牙：　夜间【　　】日间【　　】自知【　　】

美学诉求：　颌面部【　　】　唇齿关系【　　】　排列【　　】　　形态【　　】　　颜色【　　】

VAS：【　　】　　　　【　　】　　　【　　】　　　【　　】　　　【　　】

沟通情况：　经济情况【　　】　　依从性【　　】　　医生备注

疗程要求【　　】　　美观要求【　　】

心理评估：　工作性质【　　】睡眠【　　】消化道【　　】心血管【　　】生活事件【　　】其他【　　】

其他系统：　气道问题【　　】全身情况【　　】其他颌面部问题【　　】　姿态问题：头颈【　　】全身【　　】

生活习惯：　口腔卫生习惯【　　】吸烟【　　】　　饮食：酸性【　　】硬质【　　】　常服药物【　　】

会诊问题

口颌系统问题　关节/神经肌肉【　　】　　　颌骨空间【　　】　　　咬合【　　】

后牙：静【　　】动【　　】　前牙：静【　　】动【　　】

多学科沟通	牙周专业	修复专业	正畸专业	外科专业	牙体专业

建议进入：　感染控制期【　　】　　缺损修复期【　　】　　功能重建期【　　】　　随访控制期【　　】

图5-2-1　多学科会诊表

（一）多维诊断区

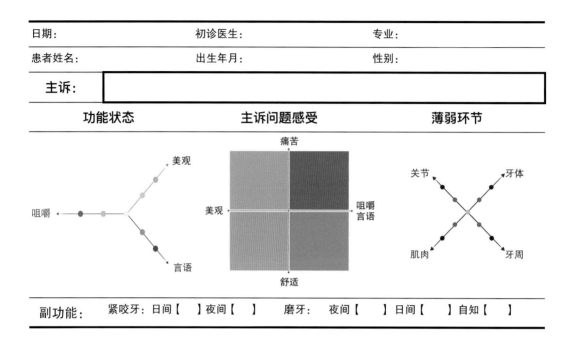

图5-2-2　多学科会诊表–基本信息、主诉、多维诊断

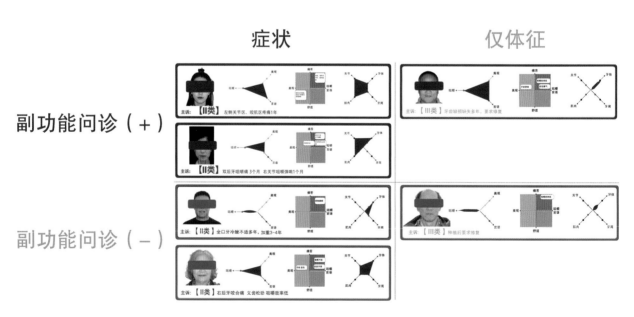

图5-2-3　积极治疗患者的多维诊断分类

多维诊断区是患者口颌系统问题的汇总，包括基本信息、主诉和多维诊断（图5-2-2）。

基本信息包括全面检查问诊的日期、初诊医生和初诊专业，患者姓名、年龄和性别。

主诉栏填写患者就诊时的主诉。不同的主诉决定着全面检查的问诊流程，在多学科团队进行治疗决策的过程中，首先考虑患者的主诉和主诉问题感受图，一切治疗都以解决患者主诉问题为出发点。

多维诊断还包括口颌系统功能状态、薄弱环节分析和口腔副功能状态。口颌系统功能状态出现问题，意味着进入殆的调整或重建的积极治疗，薄弱环节的状态分析影响着积极治疗决策路径的推进，最终影响多学科团队的任务分配。根据口腔副功能状态，进行个性化的健康指导，其中积极治疗的患者，要在治疗开始前就充分沟通口腔副功能对患者治疗中和治疗后的影响（图5-2-3）。

（二）风险控制区

风险控制区提示环境影响因素中的高风险因素、气道问题和美观主诉问题。包括美学诉求、沟通情况、心理评估、机体其他系统性问题和生活习惯（图5-2-4）。

美学诉求部分是指问诊过程中患者描述的主观美学缺陷。单纯的颜色或形态美学缺陷（如前牙变短、锥形牙等），可能是修复专科的问题，排列和唇齿关系缺陷（如前牙拥挤、微笑时前牙暴露不足或过多、前牙前突），可能需要正畸、牙周会诊，对于颌面部美学缺陷（如面部偏斜等）可能需要正颌专科会诊。

沟通情况是在问诊中医生记录患者描述的经济情况、疗程要求和美观要求等，判断患者是否对治疗结果预期过高，对治疗疗程和复杂程度认识不充分等，结合团队技术水平，判断患者是否为高风险病例。

心理评估中记录与患者的工作压力、生活事件、睡眠、消化道系统、心血管系统疾病等。这些信息与情绪、性格等精神心理因素相关。口腔副功能、颞下颌关节紊乱病等受精神心理因素影响的系统性疾病，需要医生团队明确精神心理因素在疾病发生、进展中起到的作用，为治疗的预后和风险提供参考。

美学诉求：	颌面部【　】	唇齿关系【　】	排列【　】	形态【　】	颜色【　】
	VAS：【　】	【　】	【　】	【　】	【　】
沟通情况：	经济情况【　】	依从性【　】	医生备注		
	疗程要求【　】	美观要求【　】			
心理评估：	工作性质【　】睡眠【　】消化道【　】心血管【　】生活事件【　】其他【　】				
其他系统：	气道问题【　】全身情况【　】其他颌面部问题【　】　姿态问题：头颈【　】全身【　】				
生活习惯：	口腔卫生习惯【　】吸烟【　】　饮食：酸性【　】硬质【　】　常服药物【　】				

图5-2-4　多学科会诊表-风险控制区

其他系统疾病的状态对积极治疗中患者的全身耐受程度有影响。治疗计划中如有复杂的外科手术，需要全面考虑患者的健康状态和对手术的耐受性；颌面部慢性疼痛状态的检查需要筛查除口腔以外的器质性疾病，也需要考虑肩颈部和全身躯体姿态对口颌系统肌肉状态的影响，气道问题决定着是否需要正颌专科会诊，以及口颌系统的软组织对修复体或𬌗垫的耐受程度。

生活习惯中，重点筛查由患者控制为主的生物性和机械性因素。感染因素、化学性和物理性刺激因素对患者口腔环境产生不同的影响，吸烟和常服药物在很多系统治疗中都是非常重要的需要考虑的因素。

其中，颌面部美学诉求以及气道问题出现阳性征象，需要团队中有正颌医生参与会诊。

风险控制区的问题越多，医生越需要综合考虑整个团队的技术水平、患者的治疗诉求、依从性等影响，治疗决策越复杂，治疗时程越长，越需要谨慎对待。

（三）客观问题区

客观问题区包括会诊问题、口颌系统问题、多学科沟通和建议进入的治疗周期（图5-2-5）。

需要进入积极治疗的患者，初诊医生根据客观问题列表判断口颌系统问题是在关节肌肉、颌骨发育还是咬合层面，如果需要多学科会诊，在会诊问题区描述会诊需要解决的客观问题。

多学科团队根据多维诊断区和风险控制区内的内容，使用积极治疗决策树进行会诊，针对关节位置、颌骨空间分析和咬合设计3个层面的口颌系统问题讨论患者的治疗途径。关于多学科会诊的过程，请参考第6章中口颌系统疾病的多学科决策厅模式。

制订决策时首先要明确最终实施积极治疗的是单一专科还是多学科，多学科涉及哪些专科，最终由哪一个专科完成𬌗的调整或重建任务。负责建𬌗的医生在多学科沟通的区域填写此次会诊中，需要其他专科配合进行的治疗细节。

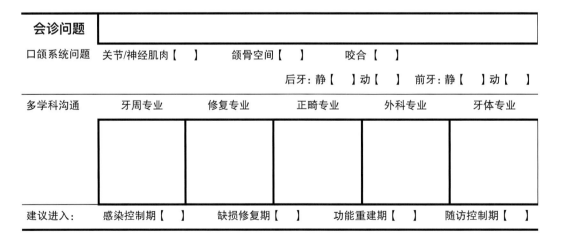

图5-2-5　多学科会诊表–客观问题区

最终根据讨论结果决定患者所进入的治疗周期。

二、多学科治疗决策

多学科团队使用多学科会诊表和积极治疗决策树设定积极治疗患者的治疗路径。其中最先需要讨论的是：不同主诉的患者，建𬌗的过程是单一专科主导还是多学科联合完成。

（一）绿色路径区：单一专科主导路径（图5-2-6）

1.修复主诉

患者的主诉是小范围修复或充填治疗，在

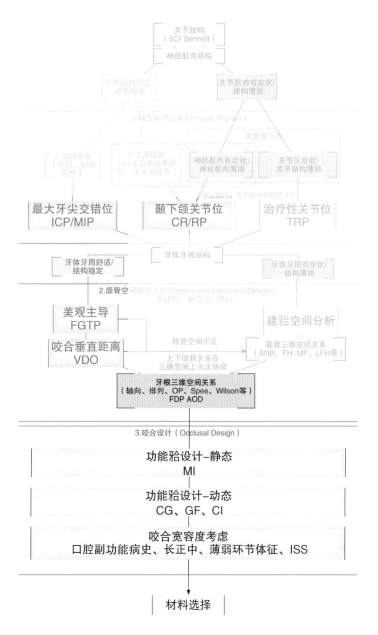

图5-2-6　单一专科主导路径

最大牙尖交错位建𬌗，由牙体或修复专科治疗完成。

患者的主诉是大范围修复，在颞下颌关节位建𬌗，患者牙体牙周结构舒适、稳定，通过美观主导的设计后，咬合垂直距离无须过多调改，由修复专科建𬌗。

2. 正畸主诉

患者的主诉是美学中的牙列排列问题或矢状向的唇齿关系问题等，在颞下颌关节位建𬌗，牙体牙周舒适稳定，美观主导设计后，确定咬合垂直距离无须过多调改，基骨位置无须或轻微调改，基骨形态无或轻微改变，基骨相对位置无须过多调改，仅进行牙根的位置移动、改善牙根轴向或排列。此时可能存在少量的牙体硬组织缺损，但正畸医生可以独立完成咬合设计和建立。

这种治疗路径中，患者的牙体牙周和关节区舒适、稳定，神经肌肉无不适或可以通过预治疗恢复到稳定的状态，主诉涉及的专科与最终建𬌗专科一致。感染控制期、缺损修复期中，可能需要牙周医生、外科医生或种植医生进行辅助性的治疗，但最终建𬌗的过程由牙体、修复或正畸医生主导完成。

（二）灰色路径区：多学科配合路径（图5-2-7）

所有涉及颌面部美学缺陷的美学主诉和气道问题，客观检查中出现气道狭窄的客观指标时，需请正颌专科会诊。

由全科转诊或其他专科去除了生物性因素后，转诊到修复或正畸的II类主诉（去除生物性

因素后，关节区或牙周牙体仍存在症状），或口颌系统的结构（关节、肌肉、牙体、牙周）有症状史，且当前仍有薄弱征象，需请牙周、牙体、关节专科会诊，必要时请疼痛专科、心理医生、骨科医生等专科会诊。

除以上情况外：

1. 正畸主诉

存在牙体结构薄弱（牙体敏感、功能尖重度缺损等）、有牙列缺损需后期修复的，需修复会诊。

2. 修复主诉

美观主导设计或咬合垂直距离设定时发现修复空间不足或上下颌骨关系在三维空间上不协调，需要进行基骨的位置、形态和相互关系的三维设计。

存在牙根在基骨内的排列、轴向等问题。

以上情况，需要请正畸专科会诊，在关节位置、颌骨空间层面由正畸专科协助治疗。

3. 正颌主诉

均需要正畸会诊。

存在牙体结构薄弱（牙体敏感、功能尖重度缺损等）、牙列缺损需后期修复的，需修复会诊。

这种治疗路径中，患者的关节、肌肉、牙体、牙周大多存在症状病史，初诊时仍可发现结构不稳定的征象。除正颌、正畸和修复专科可能需要在3个层面的设计和治疗的推进中共同配合、密切沟通外，感染控制期、缺损修复期中，还可能需要牙体医生、牙周医生、外科医生或种植医生进行辅助性的治疗，最终建𬌗的过程由正畸医生或修复医生完成。

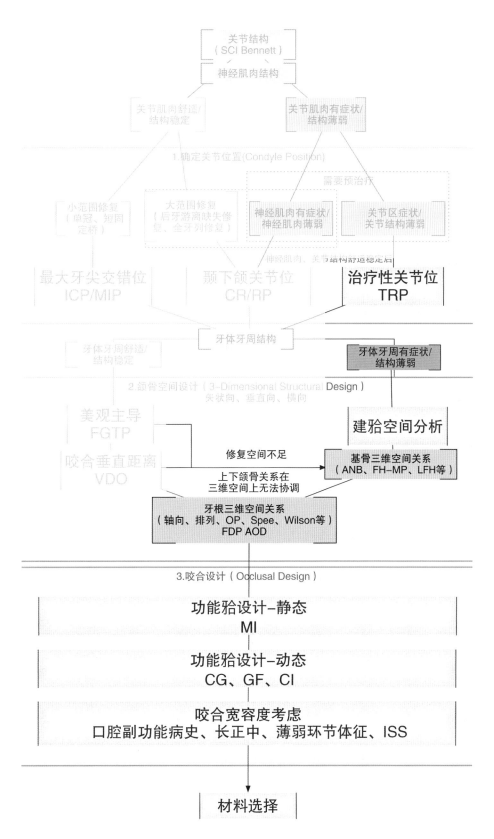

图5-2-7　多学科配合路径

三、建𬌗设计单

多学科沟通中涉及修复建𬌗的病例，条件允许时最好有技师在场。

技师不能参与多学科沟通的情况下，在最终进行修复治疗时，修复医生需将多学科沟通所需资料（详见第6章第2节）随临床资料（印模、模型、咬合记录等）转移给技师。

建𬌗设计单包括3个部分：功能设计、制作要求和医技配合详细步骤。

（一）功能设计

医生勾选所使用的𬌗架品牌，按照多学科团队进行积极治疗决策路径的决定，将关节位置、垂直距离和咬合设计的具体参数转移给技师（图5-2-8）。

医生姓名：杜阳　　　　　　　2021.1.28　　　　　　　患者姓名：XXX

一、治疗设计
交接日期：2021.1.29
期待制作周期：2021.2.9戴种植临时冠，使用后牙蜡型

𬌗架种类	卡瓦（X）	吉尔巴赫（ ）	伽马（ ）		其他（ ）	
功能设计	关节位置	面弓种类	解剖面弓（ ）		运动面弓（X）	
					ArcusDigma（X）	其他（ ）
		最大牙尖交错位（X）			正中关系位（ ）	
		位置改变（ ）	左		右	
			X（ ）mm		X（ ）mm	
			Y（ ）mm		Y（ ）mm	
			Z（ ）mm		Z（ ）mm	
	垂直距离	不变（X）	切导针抬高（ ）mm			
		转移记录（ ）				
	咬合设计	采用切导（X）		采用髁导（ ）		
		切导（ ）°	左侧导（ ）°	左SCI（35）°	左侧导（10）°	
			右侧导（ ）°	右SCI（35）°	右侧导（10）°	

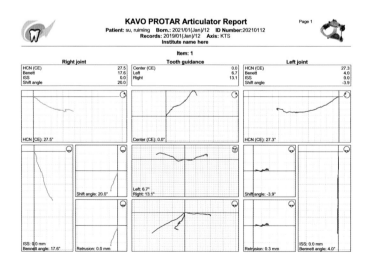

图5-2-8　建𬌗设计单-功能设计

1. 关节位置

（1）采用何种面弓转移方式，如使用运动面弓，采用的是何种品牌。

（2）采用最大牙尖交错位、颞下颌关节位还是治疗性关节位，如采用治疗性关节位，医生是否已经在𬌗架上进行了关节位置设定。

2. 垂直距离

（1）垂直距离不变。

（2）垂直距离采用切导针抬高方式，医生标定切导针抬高的距离，并标注下颌模型通过咬合记录上到𬌗架时，切导针是否归零。

（3）医生在临床患者口内直接抬高到所需要的咬合垂直距离，并采用咬合记录材料记录，已经按照抬高的咬合记录将下颌模型上到𬌗架上，或医生转移给技师抬高垂直距离后的咬合记录材料。

3. 咬合设计

（1）采用个性化切导数据或转移个性化切导记录材料。

（2）采用平均值髁导数据或口内记录后在𬌗架上获取的髁导数据。

（3）电子下颌运动记录后获得的𬌗架设定数据。

如果采用了电子下颌运动记录系统，将电子报告附在功能设计页面下方转移给技师。

（二）制作要求

制作要求中包括本次修复治疗的类型（固定修复及𬌗垫修复）。如果进行固定修复，需要确定每个牙位的修复体制作类型（蜡型、临时修复体和永久修复体），在不同的牙位写清修复体材料（图5-2-9）。

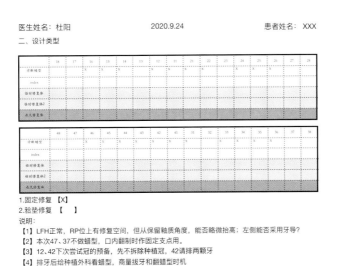

图5-2-9　建𬌗设计单-制作要求

说明中是医技沟通的内容，除全面检查资料外的个性化沟通内容汇总在此处传递给技师，包括个性化咬合接触点的描述、临床的细节提示或要求等。

（三）医技配合详细步骤（图5-2-10）

此处由医生和技师共同填写。修复体制作过程中可能会在临床和技工室经过几次物料的

	技工室步骤	物品清单	临床步骤		物品清单	备注	完成
1.诊断蜡型	1) 寄存模型上𬭤架	寄存模型；诊断蜡型工作模型					
	2) 制作诊断蜡型	架环两副；𬭤架数据			𬭤架数据		
	3) 制作蜡型导板	硅橡胶导板					
		临时基台*5	2.1诊断饰面	1) 拆除13-22、26、27、36、32-42、45、46、47	奥齿泰种植工具		
				2) 翻制诊断蜡型	硅橡胶导板；临时冠树脂		
			2.2后牙修复	1) 后牙牙体预备			
				2) 制取种植印模	开窗转移杆；成型塑料；开窗托盘		
				3) 交叉上𬭤架记录；	咬合记录材料		
3.后牙蜡型	1) 模型插钉；交叉上𬭤架	工作模型；交叉上𬭤架记录					
	2) 选基台						
	3) 制作试牙蜡型（成型塑料）						
			4.后牙试戴	后牙种植、修复体试戴	种植修复工具；取冠器		
5.完成	完成后牙修复体	工作模型					
			6.后牙戴牙、前牙预备	1) 后牙种植体、全冠戴牙	粘接剂；种植修复工具		
				2) 前牙牙体预备			
				3) 前牙印模制取			

图5-2-10 建𬭤设计单-医技配合详细步骤

转移，如蜡型试戴、临时修复体试戴或调整、永久修复体试戴、修改和最终制作戴牙等。全口重建等复杂的治疗，涉及的材料、临床资料较多，医生和技师在每次资料转移时需进行资料的核实和沟通。

四、总结

经过全面检查获得多维诊断、主观问题列表和客观问题列表，以"口颌系统是否存在功能问题"为首要判断原则，结合薄弱环节是否存在症状和口腔副功能问诊结果，将临床患者进行分类。

针对口腔副功能的决策中，不需要通过调整、重建𬌗来解决功能问题的患者进入保守观察期，此时针对口腔副功能的对策为健康指导和𬌗垫治疗。

通过调整、重建𬌗来解决功能问题的患者进入积极治疗。使用积极治疗决策树，经过薄弱环节的分析，通过关节位置、颌骨空间分析和咬合设计为患者制订积极治疗计划。积极治疗决策树还有助于判断建𬌗工作由专科医生主导完成还是多学科合作完成。需要多学科配合的病例，团队可以使用全面检查信息汇总而成的【多学科会诊表】和【建𬌗设计单】进行沟通。

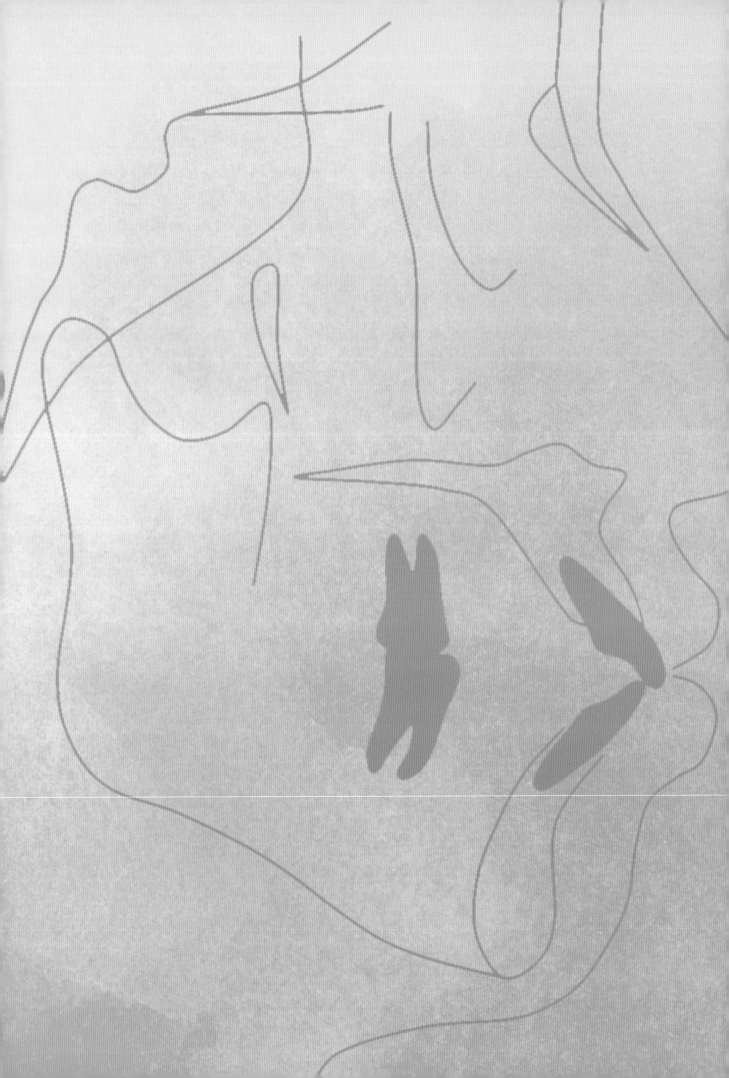

第6章
口腔多学科临床思维与实践
Thinking and Practice in Interdisciplinary Dentistry

本章重点

第1节　口颌系统疾病的诊疗流程
　　"查断决治"口颌系统疾病检查、诊断、决策和治疗的完整流程
　　以患者疾病为中心的多学科决策模式

第2节　临床工具
　　面检查工具：初诊表、导图和简化头影测量尺
　　学科交流工具：多学科会诊表、病例册、建𬌗设计单和多学科病例治疗记录

第1节 口颌系统疾病的诊疗流程

The EDDM procedure in Interdisciplinary Dentistry

一、口颌系统疾病的"查断决治"

（一）查

· 口颌系统疾病的全面检查，包括询症状、录体征、结构的记录、运动的记录。

（二）断

· 口颌系统疾病的多维诊断和主客观问题列表。

（三）决

· 口颌系统疾病的保守治疗和积极治疗；保守治疗期需要进行口腔健康指导和个性化随访周期的制订；积极治疗需要多学科团队依据积极治疗决策树确定患者的治疗路线。

（四）治

· 多学科团队通过处理疾病的生物性和机械性始动因素，控制生物性、机械性及其他影响因素，恢复口颌系统功能，维持口颌系统的平衡。

二、口颌系统疾病的多学科决策厅模式

（一）初诊医生职责

· 口颌系统疾病的全面检查。

（二）多学科会诊日

· 多学科团队会诊时，初诊病例会诊所需的必备资料包括【多学科会诊表】和【初诊检查表】，选用资料包括【初诊问诊表】、【病例册】、临床辅助检查资料和【建殆设计单】；复诊病例所需的资料包括【多学科会诊表】和【治疗推进】。

一、口颌系统疾病的"查断决治"

口颌系统疾病的诊疗过程包括检查、诊断、决策和治疗，简称口颌系统疾病的"查断决治"。当口颌系统的结构出现症状或功能出现问题，患者以此为主诉就诊，医生需要通过问诊和临床检查，分析疾病或功能问题的始动因素，判断环境因素中的促进因素，通过去除、改善或控制生物性因素、机械性因素和其他环境因素，缓解患者的结构症状，恢复口颌系统功能，维持口颌系统结构和功能长期的和谐与稳定。

"查断决治"过程如图6-1-1所示。

（一）查

口颌系统的全面检查包括询症状、录体征、结构的记录和运动的记录4部分。

询症状为通过问诊进行主观信息的收集和整理。问诊内容包括主诉、口颌系统现病史、治疗史、口颌系统不适状态、全身情况、口腔卫生和生活习惯。医生在问诊的同时得到患者的沟通情况和治疗诉求。问诊后，得到患者的口颌系统功能状态。

录体征为口颌系统结构的专科检查，包括牙体组织、牙周组织、关节区和口颌系统肌肉的检查，通过椅旁客观检查获得。口颌系统结构的专科检查可以获得口颌系统薄弱环节的判

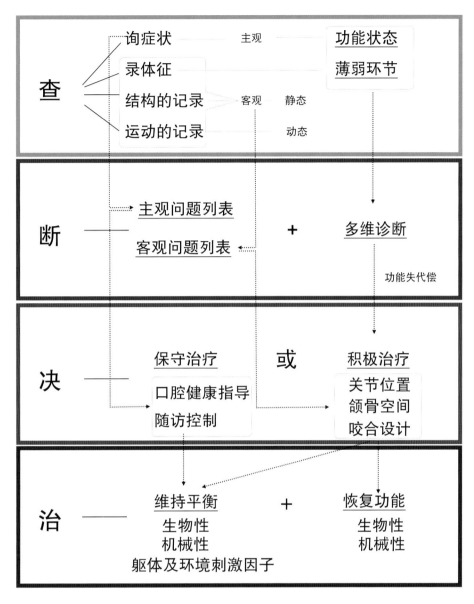

图6-1-1　口颌系统疾病的"查断决治"

断。

客观信息还包括其他临床辅助资料。根据静和动的性质分类，分为结构和运动的记录。结构的记录包括静态咬合检查、诊断模型制取、面弓转移、口腔摄影、影像学资料拍摄等。运动的记录包括口内牙引导的运动和下颌运动记录、下颌运动轨迹记录等。

口颌系统结构的专科记录、结构和运动的

记录都属于客观信息收集。

（二）断

通过询症状和录体征得到患者的口颌系统功能状态和薄弱环节的判断，获得多维诊断。多维诊断还包括患者的主诉类型和口腔副功能问诊情况。

通过询症状、录体征、结构的记录和运动

的记录，整理出患者的主观和客观问题列表。多维诊断加主观和客观问题列表构成口颌系统疾病的"断"。"断"不但是一个初诊就诊时间"点"上的问题，还包括病史和环境因素的"线"和"面"的分析。

（三）决

"决"的内容首先是判断口颌系统功能性结构是否需要处理。口颌系统的治疗目标是恢复口颌系统功能、维持口颌系统结构平衡稳定的状态。口颌系统的功能最终是通过功能性结构来实现的。功能性结构中，颞下颌系统、神经肌肉系统和𬌗共同作用，最终由𬌗来完成功能运动，行使功能。根据多维诊断中的口颌系统功能状态和薄弱环节、病史和环境因素分析（"点线面"分析）判断是否需要通过调整或重建𬌗来恢复口颌系统的功能。在决策阶段，进入积极治疗或保守治疗路径。

进入保守治疗，需要根据患者口颌系统的影响因素（生物性、机械性和其他环境因素），对患者进行个性化的口腔健康指导和随访周期的制订。必要时通过保守的处理帮助患者维持口颌系统结构的稳定。保守治疗所需的信息主要来自口颌系统的主观问题列表。部分保守治疗的信息（如𬌗垫的设计）需要来自客观信息。

进入积极治疗时，需要通过积极治疗决策树的三大步骤：关节位置、颌骨空间设计和咬合设计来完成功能性结构–𬌗的调整或重建。积极治疗决策树的制订依据主要来自口颌系统的客观信息。

（四）治

有了口颌系统治疗目标指导下的治疗决策，就进入了治疗期。治疗目标分为短期目标和长期目标。口颌系统疾病治疗的短期目标是恢复功能，通过去除或控制生物性、机械性影响因素，治疗疾病，恢复患者的口颌系统功能，同时控制所有的环境因素，维持口颌系统结构长期的平衡和稳定。治疗分为感染控制期、缺损修复期、功能重建期和随访控制期。

二、口颌系统疾病的多学科决策厅模式

由于口颌系统疾病的复杂性，北京大学口腔医院老院长张震康教授提出：当前口腔多学科诊疗模式已经从分级诊疗、逐层转诊的金字塔模式，过渡到以患者为核心的多学科决策厅模式。医生团队中有各专科的高年医生，他们掌握了深奥的医学理论知识、复杂的医疗技术，深知方案的利弊、风险和预后，而决策厅的中心是因疾病而改变了生活、工作、家庭的平衡，造成患者的焦虑、痛苦、困惑、恐惧。多学科团队以患者的疾病为中心，医生能够感受疾病给患者带来的精神、肉体痛苦，而患者也能够在医生的讲解下切实了解医学术语、技术、风险等医学世界的信息。在患者自身、家庭等社会人文背景下，为患者制订整体利大于弊的方案，这是在优秀医生主导下的理性抉择，也是一种智力创造和沟通艺术的体现（图6-1-2）。

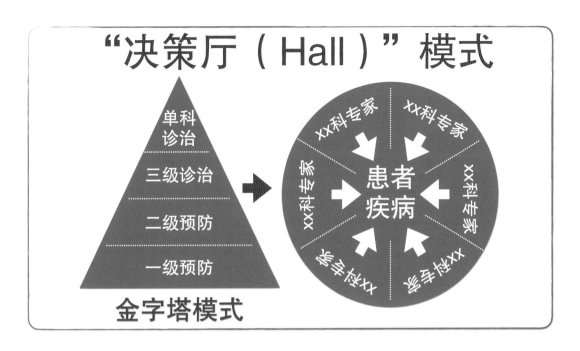

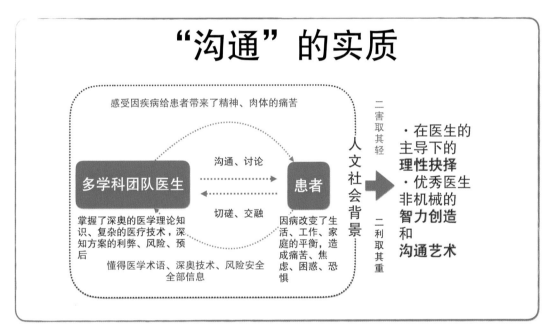

图6-1-2 多学科决策厅模式的实质

（一）初诊医生职责：口颌系统疾病的全面检查

初诊医生接诊患者，根据患者主诉类型，选择恰当的节奏进行问诊，然后进行初步沟通。初步沟通后，医生根据患者的主诉类型和病情，初诊时收集或复诊时收集患者口颌系统的临床辅助检查资料。

不需要进行殆的调整或重建的保守观察患者，初诊医生根据全面检查资料进行健康指导和个性化随诊周期的制订，保存初诊检查资料。

需要进行殆的调整或重建的积极治疗患者，初诊医生整理全面检查资料，判断是否需多学科合作。医生根据情况制订初步的治疗计划与患者沟通或预约多学科会诊。

（二）多学科会诊日

初诊医生判断病例为专科病例或多学科合作病例。需要多学科合作的病例，初诊医生组织多学科会诊。团队间可通过多学科会诊资料的传递进行会诊，或在会诊日进行现场会诊。现场会诊时患者最好在椅旁，以便医生进行必要的检查和沟通。涉及后续修复治疗的病例，技师最好到场。

1. 初诊会诊

初诊会诊必需的资料包括：影像学资料、多学科会诊表和初诊检查表5～初诊检查表7（图6-1-3）。

必需的影像学资料是曲面断层片，进行颌骨疾病、髁突形态及对称性、牙列完整性等全局信息的概览和筛查。必要时增加CBCT、头颅侧位片、头颅正位片、核磁等其他影像学资料。

初诊医生汇总全面检查资料，在多学科会诊日中使用多学科会诊表，针对患者的主诉问题、病史、功能状态、风险分析，提出需要多学科团队参与讨论或治疗。

多学科团队医生和技师根据多学科会诊表和初诊检查表5～初诊检查表7进行积极治疗决策树的讨论，确定治疗路径、治疗周期，与患者沟通。

多学科会诊表的填写方法见第6章第2节。

初诊会诊可选用的资料包括：病例册、初诊问诊表和临床辅助资料；设计修复治疗的病例选用建殆设计单。临床辅助资料包括：临床摄影资料、诊断模型、殆架（图6-1-4）。

病例册优势：病史和治疗史、美学缺陷客观分析的视觉化呈现，临床照片、影像学资料的梳理。

初诊问诊表的优势：复杂、长病史的详细记录。

病例册的填写方法、临床辅助资料收集的流程建议见第6章第2节。

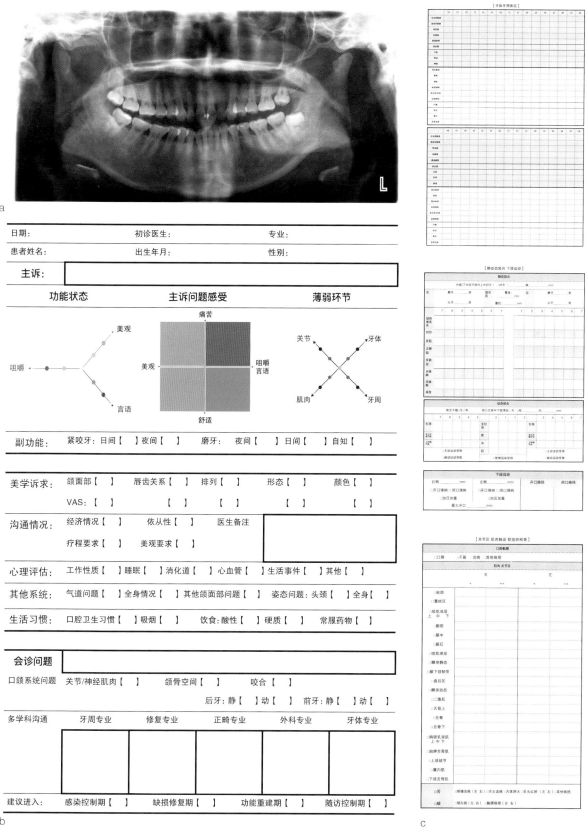

图6-1-3　多学科会诊初诊必备资料。a.影像学资料；b.多学科会诊表；c.初诊检查表

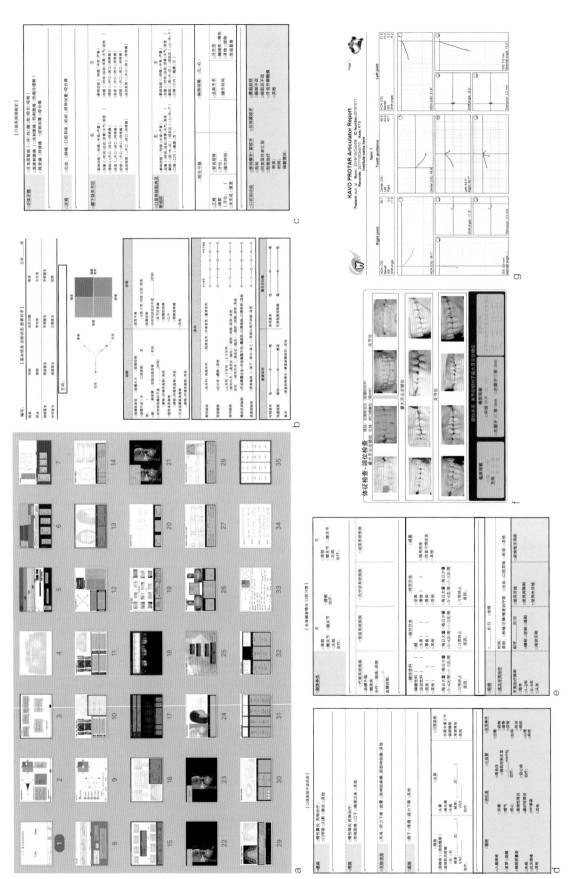

图6-1-4 多学科会诊初诊选用资料。a.病例册；b~e.初诊问诊表；f.诊断模型、殆架；g.仪器检查结果

2. 复诊会诊

多学科会诊日当天还需进行治疗中患者的情况汇总。

正在负责某位患者专科治疗的医生遇到需要多学科会诊讨论的问题时，向团队提出问题，总结患者的治疗推进情况。可以参考的多学科会诊资料包括：

口颌系统积极治疗决策推进表、症状汇总表。

当天复诊会诊的情况记录在多学科会诊记录中（图6-1-5和图6-1-6）。

本部分内容不包含在本书中。

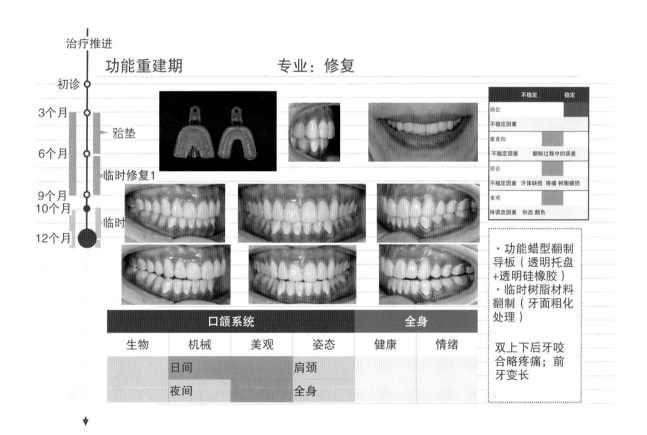

图6-1-5　复诊会诊资料-右上为积极治疗决策推进表，下方为症状汇总表

周期	目标	步骤	日期	限制时点	修复	备注	技师	备注	正畸	备注	外科	备注	牙体	备注	牙周	备注
		临时修复	2019.7.18		戴临时修复体											
					47 46 45 36 37临时冠旋入（接触区略紧）；41–32旋入永久基台，粘接临时冠（基台加力20N后，临时桥不贴合）；弱吸时下牙敏感											
			2019.8.3		复查											
					复查 咬合良好 下前牙异物感 上后牙异物感 逐渐减轻中											
		种植	2019.12.24								17 16 26 27 种植	马斐斐				
		临时修复	2020.1.6		复查	杜阳					复查	马斐斐				
					复查 咬合良好 下前牙唇侧 下后牙舌侧清洁有难度；下后牙舌侧异物感逐渐减轻——今日发现下前牙舌侧牙结石（＋），预约洁治；下前牙唇侧凹陷 沟通 永久修复人工牙龈 患者担心 清洁更困难；下后牙舌侧尽量不要舌舔											

周期	临床步骤	症状	体征		费用	周期	
	维护						
	1）短期维护				挂号费	戴牙1周后	判断是否需要殆垫治疗
	2）中期维护				挂号费	每3个月/第一年	
	殆垫治疗				400~2000元		
	3）长期维护				牙周洁治费用	每年	

图6-1-6　复诊会诊资料-多学科会诊记录

第2节 临床工具
Clinical Tools

一、全面检查工具

· 医生使用【初诊表】记录全面检查的问诊和临床口内检查结果，临床辅助资料的收集。
· 读者可以在导图部分参考不同主诉的问诊流程、临床客观检查方法对比，客观检查的内容，摄影流程，肌肉关节触诊流程，面弓𬌗架在全面检查中的应用以及有关颌位的概念梳理。
· 简易头影测量标尺帮助医生在初诊时快速获取头影测量的几项重要参数分类。

二、多学科交流工具

· 初诊医生填写【多学科会诊表】，判断患者的口颌系统状态、风险因素，梳理客观问题。
· 病例册为选用工具，通过直观的呈现方式，有利于多学科团队的交流和医患交流。病例册包括全面检查病例报告、诊断、决策和治疗4个部分。
· 【全面检查病例报告】部分包括询症状、录体征、结构的记录和运动的记录，由初诊表、临床辅助资料的内容整理而成；初诊医生利用其中的全面检查部分与多学科团队其他成员共同会诊。
· 诊断部分包括【主观问题列表】和【客观问题列表】；主观问题列表包括口腔副功能、重度磨耗和系统治疗3个版本。
· 决策部分包括【积极治疗的决策树】和【𬌗垫沟通模板】。
· 治疗部分包括积极治疗患者的【治疗周期】和保守观察患者的【口腔副功能个性化健康指导模板】。
· 【建𬌗设计单】为积极治疗决策后，修复医生与技师交流的工具。
· 【多学科病例治疗记录】为多学科团队在病例推进过程的监控和交流工具。

· 扫描本书文前二维码获得临床工具表格的电子版

一、全面检查工具

（一）初诊表

全面检查工具中，初诊表是进行初诊问诊和临床检查的有效工具（图6-2-1）。

初诊表分两部分，第一部分（初诊表1~初诊表4）为问诊表。问诊表以时间轴为基本结构，通过问题清单勾选方式，对问诊问题进行记录。从口颌系统功能状态、现病史、不适状态和全身情况及生活习惯等4个主要部分，进行问诊并详细记录问诊结果。时间轴结构的记录方式有助于医生分析患者口颌系统的结构在环境影响因素的作用下发生代偿性变化的过程，以及初诊时患者主诉疾病和口颌系统的功能状态。

使用问诊表进行清单式问诊，有助于医生不遗漏、不重复地全面收集患者的主观问题，对口颌系统功能和结构状态、病史和躯体情况、生物性、机械性和其他环境因素进行全面记录。

为了提高问诊的针对性和效率，医生可以选取不同的问诊节奏（参考导图-问诊时间轴）。当医生已经对问诊表中所需收集的全面信息内容完全掌握后，可以直接使用多学科会诊表第一至第三部分进行主观问题的收集，进一步提高效率。

第二部分（初诊表5~初诊表7）为检查表。医生在椅旁进行问诊后，对牙体、牙周组织进行症状和体征的检查记录，对颞下颌关节、神经肌肉系统进行触诊。同时医生进行口腔软组织、动静态咬合和下颌运动的记录。

临床工具-初诊表

询症状-初诊问诊表

初诊表

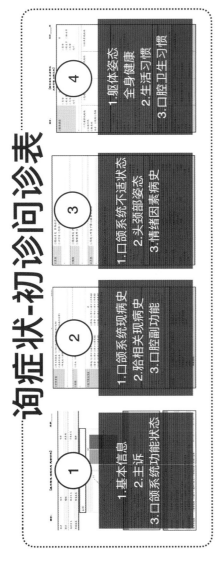

①	②	③	④
1.基本信息 2.主诉 3.口颌系统功能状态	1.口颌系统现病史 2.殆相关现病史 3.口腔副功能	1.口颌系统不适状态 2.头颈部姿态 3.情绪因素病史	1.躯体姿态 全身健康 2.生活习惯 3.口腔卫生习惯

录体征-初诊检查表

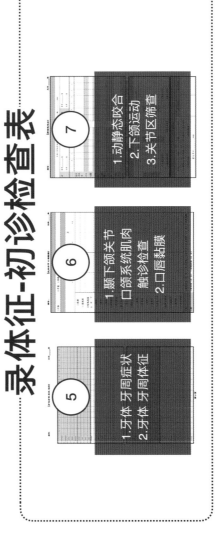

⑤	⑥	⑦
1.牙体 牙周症状 2.牙体 牙周体征	1.颞下颌关节 口颌系统肌肉 触诊检查 2.口唇黏膜	1.动静态咬合 2.下颌运动 3.夹节区筛查

临床步骤：
一、根据问诊时间轴，医生进行问诊。问诊结果记录在初诊表1~初诊表4上

二、医生进行临床体征检查，助手在初诊表5~初诊表7上进行记录

图6-2-1 初诊表

初诊问诊表1–基本信息（图6-2-2）

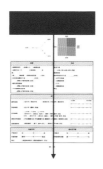

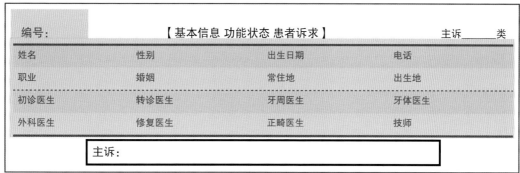

编号：	【基本信息 功能状态 患者诉求】		主诉_____类
姓名	性别	出生日期	电话
职业	婚姻	常住地	出生地
初诊医生	转诊医生	牙周医生	牙体医生
外科医生	修复医生	正畸医生	技师

主诉：

图6-2-2 初诊问诊表1–基本信息

临床步骤：

1. 将初诊表进行编号

推荐以初诊表填写时间+当天病例顺序编号模式，同步记录初诊日期，如 2018062101。

2. 填写患者基本信息

基本信息中给予临床一定提示意义的包括：

（1）职业相关

情绪因素（压力、疲劳等）、体态姿势因素（长期伏案工作、长期不对称体态）、睡眠状态（熬夜、作息不规律）、牙体硬组织缺损的病因（酸蚀因素）及经济状况等。

（2）出生地

牙体硬组织的先天发育缺陷（氟斑牙）、饮食习惯（咀嚼槟榔等）。

（3）常住地

就诊依从性、就诊便利程度等。

（4）婚姻

情绪因素、生育史、合理安排复杂病例的医患沟通等。

3. 填写多学科联合治疗团队的信息

在病例信息收集初期，及时确立多学科团队，有助于更有效的团队沟通。

初诊问诊表1-主诉（图6-2-3）

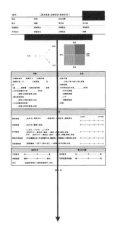

临床步骤：

1. 按照部位+症状+时间记录患者主诉内容。

2. 按照主诉分类在初诊表第1页右上角填写主诉分类。

编号：	【基本信息 功能状态 患者诉求】		主诉_____类
姓名	性别	出生日期	电话
职业	婚姻	常住地	出生地
初诊医生	转诊医生	牙周医生	牙体医生
外科医生	修复医生	正畸医生	技师
主诉：			

图6-2-3　初诊问诊表1-主诉

主诉I类——患者以急性疼痛类疾病为主诉就诊，如急性牙髓炎、急性根尖周炎、牙周脓肿、智齿冠周炎等。

主诉II类——患者以口颌系统结构症状来就诊，如隐裂、牙本质敏感、重度磨耗、咬合痛、牙齿松动、开闭口困难、关节及肌肉慢性疼痛等。

主诉III类——患者就诊时口颌系统结构无症状，如牙列不齐的美观修复、缺失牙的种植治疗需求、美学缺陷的前牙修复、常规牙周系统治疗等。

初诊问诊表1-功能状态（图6-2-4）

临床步骤：

1. 记录或询问有无咀嚼、言语或美观功能受限的症状

如果患者在某一个功能状态中有相应的症状，拓展问询并记录的信息如下：

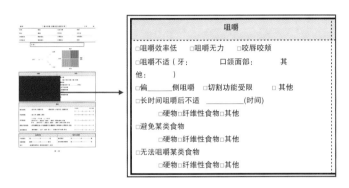

咀嚼功能问题包括：
· 咀嚼效率低、无力
· 咀嚼时咬唇颊
· 偏侧咀嚼
· 切割功能受限
· 长时间咀嚼某类食物后口颌面部不适
· 避免咀嚼某类食物
· 无法咀嚼某类食物
· 其他
　　有阳性结果的问诊，要详细问询该问题出现的时间、引发因素、加重缓解情况、是否就诊。每个选项要详细记录问诊细节，如咀嚼某一特定食物不适，偏某一侧咀嚼等。

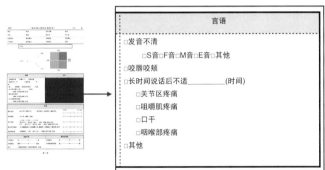

言语功能问题包括：
· 发音不清
· 说话时咬唇、咬颊
· 长时间说话后口颌面部不适
· 其他
　　有阳性结果的问诊，要详细问询该问题出现的时间、引发因素、加重缓解情况、是否就诊。每个选项要详细记录问题细节，如发某个音不清，长时间说话后某个具体的口颌面部区域不适等。

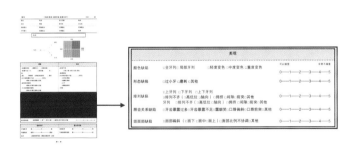

美观功能问题包括：
· 颜色缺陷（全牙列或部分牙列牙齿变色及变色程度）
· 形态缺陷（牙体组织过小、磨耗等）
· 排列缺陷（牙列排列不齐、拥挤、间隙、前突、内陷等）
· 唇齿关系缺陷（牙齿暴露过多或不足、露龈笑、口唇偏斜、口唇前突等）
· 口颌面部缺陷（面部偏斜、面部比例不协调等）
　　有阳性结果的问诊，要记录患者提出此问题的先后顺序，要详细问询该问题出现的时间、引发因素、加重缓解情况、是否就诊。每个选项要详细记录问题细节，如美学缺陷涉及的区域。最终，患者对其缺陷进行评分。

图6-2-4　初诊问诊表1-功能状态

2. 描绘口颌系统功能状态星状图

（1）中心点为患者无此功能相关问题。

（2）评分1：患者并非以此问题就诊，但在问诊时发现有此类问题。

（3）评分2：患者以此问题为主诉就诊。

（4）评分3：此问题对患者的身心状态造成了极大的困扰，痛苦异常。

初诊问诊表2-口颌系统现病史（图6-2-5）

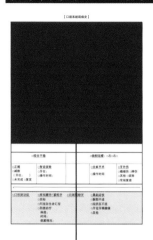

临床步骤：

1. 针对牙体牙髓专业、牙周专业、颞下颌关节区和口颌系统肌肉及软组织进行问诊，在相应的症状前的方框内标记，将症状发生、消失、加重、缓解的情况标记在下方时间轴上。

2. 在时间轴下方记录症状对应的口腔治疗史。

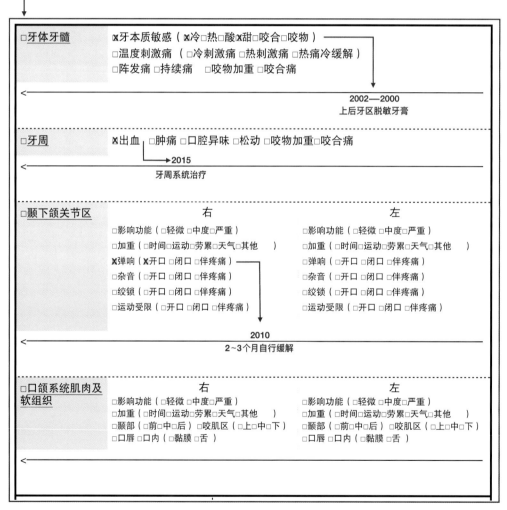

□牙体牙髓　　☒牙本质敏感（☒冷□热□酸☒甜□咬合□咬物）——
　　　　　　　□温度刺激痛（□冷刺激痛 □热刺激痛 □热痛冷缓解）
　　　　　　　□阵发痛□持续痛　□咬物加重□咬合痛

2002—2000
上后牙区脱敏牙膏

□牙周　　　　☒出血 □肿痛 □口腔异味 □松动 □咬物加重□咬合痛
　　　　　　　→2015
　　　　　　　牙周系统治疗

□颞下颌关节区　　　　　　　右　　　　　　　　　　　　　　左
□影响功能（□轻微 □中度□严重）　　□影响功能（□轻微 □中度□严重）
□加重（□时间□运动□劳累□天气□其他　　）　□加重（□时间□运动□劳累□天气□其他　　）
☒弹响（☒开口 □闭口□伴疼痛）——　　□弹响（□开口 □闭口 □伴疼痛）
□杂音（□开口 □闭口□伴疼痛）　　□杂音（□开口 □闭口 □伴疼痛）
□绞锁（□开口 □闭口□伴疼痛）　　□绞锁（□开口 □闭口 □伴疼痛）
□运动受限（□开口 □闭口□伴疼痛）　　□运动受限（□开口 □闭口 □伴疼痛）

2010
2~3个月自行缓解

□口颌系统肌肉及软组织　　　　　右　　　　　　　　　　　　　左
□影响功能（□轻微 □中度□严重）　　□影响功能（□轻微 □中度□严重）
□加重（□时间□运动□劳累□天气□其他　　）　□加重（□时间□运动□劳累□天气□其他　　）
□颞部（□前□中□后）□咬肌区（□上□中□下）　□颞部（□前□中□后）□咬肌区（□上□中□下）
□口唇 □口内（□黏膜□舌 ）　　□口唇 □口内（□黏膜 □舌 ）

图6-2-5　初诊问诊表2-口颌系统现病史

初诊问诊表2-咬合相关治疗史（图6-2-6）

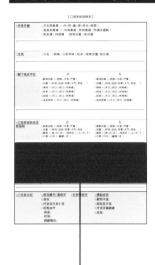

临床步骤：

1. 针对咬合不稳、是否存在偏侧咀嚼习惯及惯用侧、牙外伤史、全麻手术史、智齿拔除情况及正畸治疗史进行问诊，有阳性病史时，在相应情况前的方框内标记，将阳性病史的发生时间标记在下方时间轴上。

2. 在时间轴下方记录更加详细的加重、缓解情况及对应的口腔治疗史。

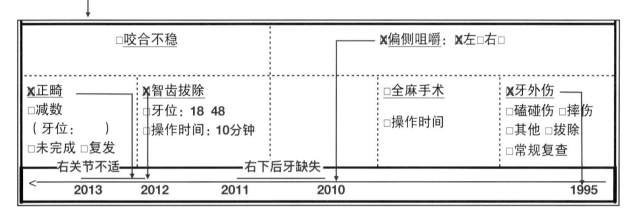

图6-2-6 初诊问诊表2-咬合相关治疗史

咬合相关治疗史的临床提示：

咬合不稳

· 最大牙尖交错位与正中关系位不协调
· 口颌系统神经肌肉紊乱
· 颞下颌关节内部结构不稳定

最大牙尖交错位是口颌系统功能决定的上下颌牙齿交错位置。
患者有描述为"咬合"不稳的临床表现时，要从颞下颌关节结构、神经肌肉协调性和牙位-关节位不调来思考。

偏侧咀嚼

· 后牙的缺失、缺损或不适 · 咀嚼功能健侧代偿 · 非正中咬合不稳定
· 口颌系统神经肌肉紊乱 · 颞下颌关节内部结构不稳定

因后牙早失未及时修复或牙体缺损、咬合痛、不适等，患者可能进行健侧的功能代偿，未及时就诊进行咀嚼功能恢复的治疗。
患者描述有"偏侧咀嚼"的临床病史时，要详细询问牙体、牙周、关节区、肌肉的病史和治疗史，结合口颌系统功能状态和专科检查，判断患者的代偿能力。

	智齿拔除		全麻手术	牙外伤
· 最大牙尖交错位与正中关系位不协调 · 咬合改变 · 功能代偿	· 智齿萌出及生长过程中的疼痛不适 · 拔除操作可能造成的关节区急性创伤 · 第二磨牙的损伤 · 可能的咬合创伤		· 长时间大张口造成的关节区急性创伤 · 全身健康状态	· 牙体、牙周、颞下颌关节和口颌系统肌肉的创伤史 · 牙体缺损的病因追溯 · 牙体潜在的结构缺陷（隐裂、牙根吸收、根尖区炎症）

初诊问诊表2-口腔副功能（图6-2-7）

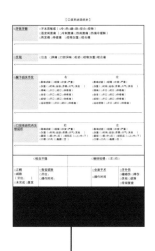

临床步骤：

1. 针对是否有自知或同室居住者汇报的夜间磨牙/紧咬牙进行问诊，针对是否有日间口腔副功能进行问诊。

2. 阳性结果记录在现病史时间轴上，可详细记录加重、缓解或治疗的情况。

3. 不论问诊结果是否阳性，均询问晨起症状，包括口颌面部咀嚼肌不适和牙齿牙龈酸痛。

4. 有𬌗垫佩戴治疗史时，详细询问𬌗垫佩戴情况（上下颌、硬质/软质、佩戴时间、疗效等）。

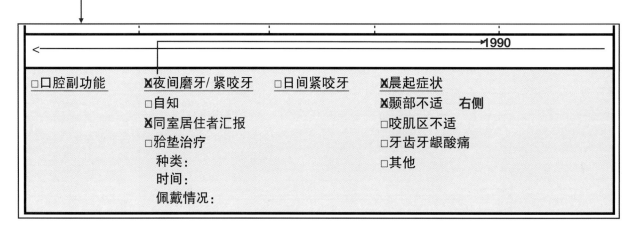

图6-2-7 初诊问诊表2-口腔副功能

口腔副功能的临床提示：

夜间口腔副功能

· 问卷调查法的检出率较低
· 问卷调查法阳性多提示夜间口腔副功能的频率、幅度都较大
· 同室居住者汇报的夜间口腔副功能通常为侧向运动为主的磨牙行为
· 夜间口腔副功能与睡眠质量的关系
· 夜间口腔副功能与消化道系统疾病的关系
· 夜间口腔副功能与情绪因素的关系

日间口腔副功能

· 日间口腔副功能与夜间口腔副功能的关系
· 日间口腔副功能与情绪的关系

晨起症状

· 长期磨牙患者的晨起症状较低
· 晨起的症状表现的区域与相关结构代偿能力的关系
· 晨起症状的加重与缓解与情绪的关系

初诊问诊表3-口颌面部不适状态（图6-2-8）

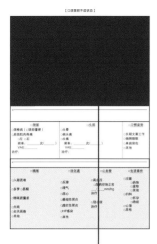

临床步骤：

1. 针对是否有鼻部、咽喉部、耳部、眼部相应症状进行问诊，在相应症状前的方框内标记，将症状发生、消失、加重、缓解的情况标记在下方时间轴上。必要时可加注患者的VAS评分。

2. 在时间轴下方详细记录出现症状的就诊情况、治疗史及用药史。

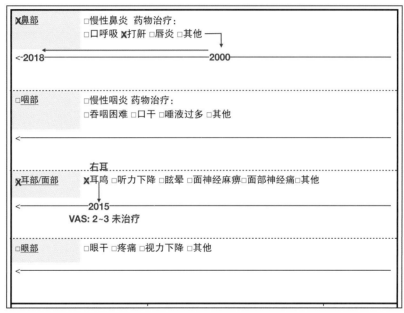

图6-2-8　初诊问诊表3-口颌面部不适状态

口颌面部不适状态的临床提示：

鼻部	·口颌系统的生理功能——呼吸功能　·中央气道　·上牙弓发育的宽度考量 ·口呼吸与睡眠质量、夜间口腔副功能状态的考量·上颌殆垫佩戴的耐受程度 ·阻塞性睡眠呼吸暂停综合征的筛查 ·慢性鼻炎、过敏性疾病长期用药情况
咽喉	·口颌系统的生理功能——吞咽功能　·中央气道 ·口腔唾液分泌情况 ·治疗时患者的咽反射情况　·慢性咽炎、过敏性疾病长期用药情况
耳部/面部	·口颌面部疼痛中，牙体、牙周、颞下颌关节及肌肉源性疼痛与其他中枢性疼痛的鉴别 ·慢性听力障碍、耳鸣等疾病的心理影响 ·颞下颌关节区疾病的鉴别诊断
眼部	·口颌面部疼痛中，牙体、牙周、颞下颌关节及肌肉源性疼痛与其他中枢性疼痛的鉴别 ·长期视力受损、慢性眼部疾患的心理影响 ·视觉调节与咀嚼肌、头颈部姿态、全身姿态的相互影响

初诊问诊表3-头颈部姿态（图6-2-9）

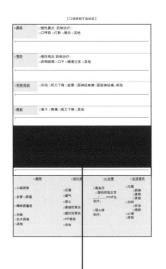

临床步骤：

1. 针对是否有颈部、头部、习惯姿势相应问题进行问诊，在相应的症状或阳性表现前的方框内标记，将症状发生、消失、加重、缓解的情况标记在下方时间轴上。必要时可加注患者的VAS评分。

2. 可在颈部和头部空白区域描画疼痛部位图。

3. 在时间轴下方详细记录出现症状或阳性表现的就诊情况、治疗史及用药史。

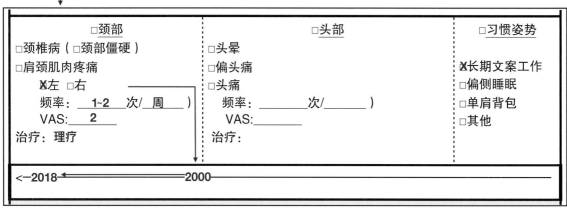

图6-2-9 初诊问诊表3-头颈部姿态

头颈部姿态不适状态的临床提示：

颈部
· 口颌面部咀嚼肌与肩颈肌肉、全身姿态肌肉的相互影响
· 工作性质——长期使用计算机、长期伏案工作对颈部肌肉的影响
· 躯体慢性疼痛的心理影响
· 肩颈区治疗后，咀嚼肌系统的代偿性变化对咬合稳定性的影响
· 颈部疼痛对长时间口腔治疗的耐受性

头部
· 口颌面部咀嚼肌与肩颈肌肉、全身姿态肌肉的相互影响
· 躯体慢性疼痛的心理影响
· 颞肌区疼痛和其他头面部疼痛的鉴别诊断
· 中枢性疾病的鉴别诊断
· 心理压力引起的头部症状的鉴别诊断
· 头部治疗后，咀嚼肌系统的代偿性变化对咬合稳定性的影响

习惯姿势
· 长期使用计算机、伏案工作对肩颈区肌肉的影响
· 偏侧睡眠姿势与颞下颌关节区疼痛的关系
· 偏侧睡眠姿势与内源性酸蚀因素对牙体硬组织缺损的影响
· 单肩背包对肩颈姿态的影响

初诊问诊表3-压力管理（图6-2-10）

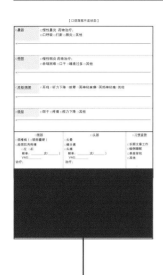

临床步骤：

1. 针对是否有睡眠、消化道疾病、心血管疾病相应问题进行问诊，在相应的症状或阳性表现前的方框内标记，将症状发生、消失、加重、缓解的情况标记在下方时间轴上。必要时可加注患者的VAS评分。

2. 在时间轴下方详细记录出现症状或阳性表现的就诊情况、治疗史及用药史。

3. 有技巧地询问女性患者相关妇科病史，包括妊娠、生产、绝经期的情况。

4. 有技巧地询问或交流患者的家庭、社交中出现的生活事件，对心理状态进行评估。必要时引入心理量表的使用。

5. 记录患者的过敏史和过敏原。有过敏史时，应询问和记录出现过敏的身体反应。

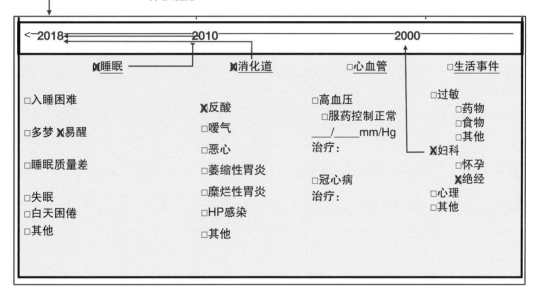

图6-2-10　初诊问诊表3-压力管理

压力管理相关病史的临床提示：

睡眠

· 夜间口腔副功能活动属于睡眠紊乱的一种
· 阻塞性睡眠呼吸暂停综合征对睡眠质量的影响
· 生活、工作压力对睡眠质量的影响
· 长期睡眠质量低下、睡眠不足对心理的影响
· 长期睡眠质量低下、睡眠不足对全身免疫状态的影响

消化道

· 消化道疾病与情绪、压力的关系
· 反流性胃炎、食管炎引起的内源性酸蚀因素下，牙体硬组织的病理性缺损
· 治疗、调理消化道系统疾病的中成药物中可能成为牙体硬组织病理性缺损的外源性酸蚀因素
· 长期消化道系统疾病对全身免疫状态的影响

心血管

· 心血管系统疾病与情绪、压力的关系
· 牙体硬组织的病理性缺损
· 口腔外科手术时对心血管疾病的考量
· 长期使用的心血管系统疾病药物对牙体硬组织、牙龈组织的影响

生活事件

· 妊娠、生产及绝经期妇女的全身激素变化，以及对口颌系统关节韧带、肌肉的影响
· 产后、绝经期的心理变化
· 生活、社交事件的心理影响
· 长期使用的抗过敏药物中可能成为牙体硬组织病理性缺损的外源性酸蚀因素
· 长期过敏状态的心理影响

初诊问诊表4-躯体姿态（图6-2-11）

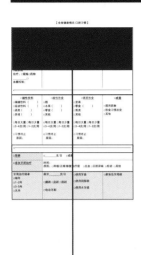

临床步骤：

1. 针对是否有足部、膝关节、腿部、臀部、髋关节、腰部相应问题进行问诊，在相应的症状或阳性表现前的方框内标记，将症状发生、消失、加重、缓解的情况标记在下方时间轴上。必要时可加注患者的VAS评分。

2. 在时间轴下方详细记录出现症状或阳性表现的就诊情况、治疗史及用药史。

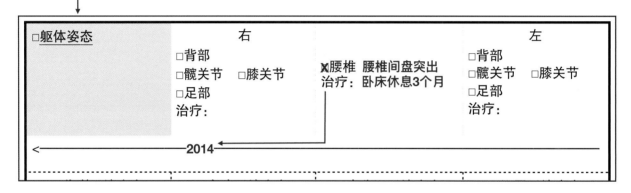

图6-2-11　初诊问诊表4-躯体姿态

躯体姿态问题相关的临床提示：

· 单侧足部、膝关节、腿部、髋关节问题对行走及站立姿态的影响，长期姿态问题对头颈姿态及口颌系统肌肉的影响
· 骨科全麻手术时可能的气管插管操作
· 长期躯体慢性疼痛对心理的影响
· 腰背部疼痛对长时间口腔治疗的耐受性

初诊问诊表4-全身疾病筛查（图6-2-12）

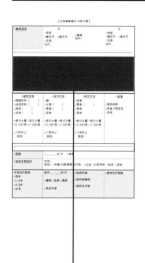

临床步骤：

1. 针对是否有代谢系统疾病（糖尿病、骨质疏松症、痛风、维生素缺乏症、低血糖症等）、免疫系统疾病（类风湿关节炎、干燥综合征、白塞病、系统性红斑狼疮、过敏性紫癜、反应性关节炎、硬皮病、血管炎等）、内分泌系统疾病（甲状腺疾病、肾上腺皮质功能减退等）、泌尿系统疾病相应问题进行问诊，在相应的症状或阳性表现前的方框内标记，将症状发生、消失、加重、缓解的情况标记在下方时间轴上。必要时可加注患者的VAS评分。

2. 在时间轴下方详细记录出现症状或阳性表现的就诊情况、治疗史及用药史。

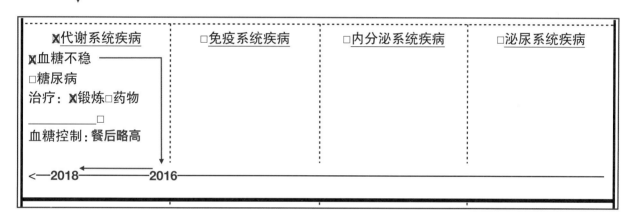

图6-2-12　初诊问诊表4-全身疾病筛查

全身疾病筛查的临床提示：

代谢系统疾病
· 饮食习惯
· 血糖水平对组织愈合能力的影响
· 骨质疏松对骨愈合能力的影响
· 长期服用药物对口腔组织（牙体硬组织、牙周组织、口腔黏膜）的影响
· 全身情况对长时间口腔治疗的耐受程度

免疫系统疾病
· 全身免疫性疾病对颞下颌关节内结构代谢的影响
· 口腔唾液缓冲系统的水平
· 全身免疫性疾病在口腔黏膜的病损表现
· 长期服用药物对口腔组织（牙体硬组织、牙周组织、口腔黏膜）的影响
· 全身情况对长时间口腔治疗的耐受程度

内分泌系统疾病
· 甲状腺功能与情绪的关系
· 长期服用药物对口腔组织（牙体硬组织、牙周组织、口腔黏膜）的影响
· 全身情况对长时间口腔治疗的耐受程度

泌尿系统疾病
· 长期服用药物对口腔组织（牙体硬组织、牙周组织、口腔黏膜）的影响
· 全身情况对长时间口腔治疗的耐受程度

初诊问诊表4-生活习惯（图6-2-13）

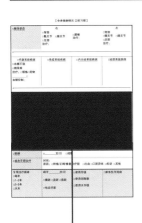

临床步骤:

1. 针对是否有酸性饮料、酸性饮食和硬质饮食习惯进行问诊，在相应习惯前的方框内标记，记录习惯发生的频率，标记在下方时间轴上。记录是否存在习惯终止的情况及原因。

2. 有技巧地问诊是否有减重史。如果患者有服用药物或极端的饮食习惯，需进行明确的记录。

3. 问诊患者的吸烟情况，并将吸烟量、吸烟历史和是否戒烟等情况记录在时间轴上。

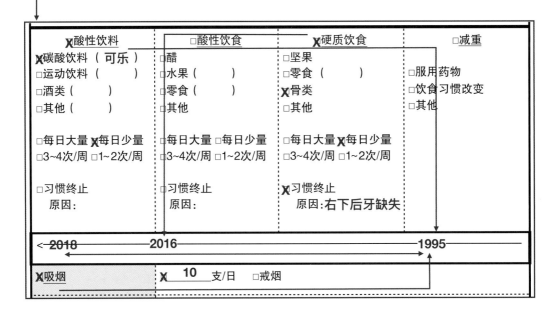

图6-2-13　初诊问诊表4-生活习惯

生活习惯的临床提示：

酸性饮料
· 牙体硬组织缺损的外源性酸蚀因素考量
· 习惯终止与口腔卫生意识改变的关系
· 口腔卫生习惯和治疗依从性

酸性饮食
· 牙体硬组织缺损的外源性酸蚀因素考量
· 饮食习惯的地域性考量
· 习惯终止与口腔卫生意识改变的关系
· 习惯终止与生活、社会文化习惯的关系
· 口腔卫生习惯和治疗依从性

硬质饮食
· 牙体硬组织缺损的物理因素考量
· 咀嚼功能的代偿能力
· 习惯终止与口腔功能失代偿的关系
· 习惯终止与牙体硬组织症状的关系
· 口腔卫生习惯和治疗依从性

减重
· 牙体硬组织缺损的内源性因素酸蚀考量
· 咀嚼功能的代偿能力
· 习惯终止与口腔功能失代偿的关系
· 咀嚼功能的恢复需求
· 口腔卫生习惯和治疗依从性
· 精神心理因素

吸烟
· 习惯终止与口腔卫生意识改变的关系
· 口腔卫生习惯和治疗依从性
· 吸烟与压力、工作性质、生活规律之间的关系
· 吸烟与牙周健康、骨质改变、组织愈合能力的关系
· 吸烟与口腔卫生的关系

初诊问诊表4-口腔卫生习惯（图6-2-14）

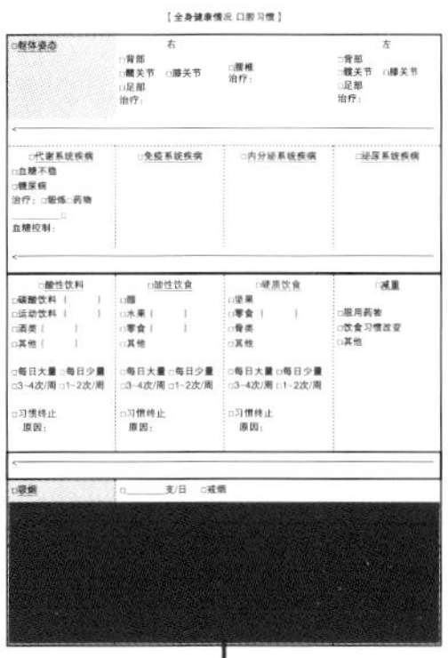

临床步骤：

1. 问诊首次牙周治疗时间、原因，在之前的方框内标记。

2. 问诊首次牙周治疗后，牙周复诊的频率。

3. 问诊每天口腔清洁、辅助清洁的方式和方法。

4. 问诊家族性牙周病史。

⊠首次牙周治疗	时间：2014 原因：⊠种植/正畸/修复治疗前　□出血 □口腔异味 □松动 □其他		
牙周治疗频率 □每年 ⊠1~2年 □3~5年 □从未	刷牙　2~3　次/天 □横刷 □竖刷 ⊠混刷 □电动牙刷	⊠使用牙线 □使用间隙刷 □使用水牙线	□家族性牙周病

图6-2-14　初诊问诊表4-口腔卫生习惯

口腔卫生习惯的临床提示：

首次牙周治疗
· 既往牙周、牙龈疾病病史
· 结合牙周治疗频率，口腔卫生清洁方式方法预估患者口腔卫生习惯改善程度、改变能力及依从性

牙周治疗频率	刷牙习惯	辅助清洁习惯	家族性牙周病
· 既往牙周、牙龈疾病病史 · 慢性牙周炎的控制水平 · 结合首次牙周治疗时间、口腔卫生清洁方式方法预估患者口腔卫生习惯改善程度、改变能力及依从性	· 有效刷牙的判断标准 · 口腔卫生习惯现状 · 结合首次牙周治疗时间、牙周治疗频率预估患者口腔卫生习惯改善程度、改变能力及依从性	· 牙周疾病的控制情况 · 口腔卫生习惯现状 · 口腔卫生的重视程度 · 结合首次牙周治疗时间、牙周治疗频率预估患者口腔卫生习惯改善程度、改变能力及依从性	· 牙周疾病分型 · 治疗方式选择与预后判断

初诊检查表5-牙体牙周体征（图6-2-15）

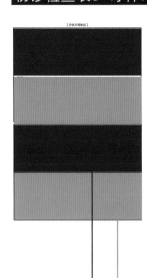

临床步骤：

1. 将缺失牙在表格中相应牙位标记出来。

2. 问诊时根据患者描述的症状，在灰底色区域的表格中，相应牙位或区域进行记录。其余出现阳性指标时，可用X表示。

3. 椅旁口内检查时，在出现阳性检查结果的区域进行记录，此时最好由助手记录。

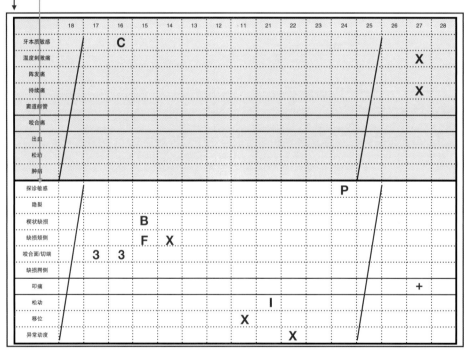

	18	17	16	15	14	13	12	11	21	22	23	24	25	26	27	28
牙本质敏感			C													
温度刺激痛															X	
阵发痛																
持续痛															X	
窦道瘘管																
咬合痛																
出血																
松动																
肿痛																
探诊敏感												P				
隐裂																
楔状缺损				B												
缺损颊侧				F	X											
咬合面/切端		3	3													
缺损腭侧																
叩痛															+	
松动								I								
移位								X								
异常动度										X						

图6-2-15 初诊检查表5-牙体牙周体征

牙体牙周症状体征的临床提示：

牙体症状

· 急慢性牙髓炎
· 急慢性根尖周炎

· 需鉴别诊断：慢性牙髓炎 牙隐裂 牙劈裂 牙周炎 龈乳头炎 牙周膜反应等；问诊时需详细问询 "咬牙痛" "咬物痛"

牙周症状

· 急慢性牙髓炎
· 急慢性牙周炎

牙体体征

与异常力量相关的不稳定因素

牙体牙周体征

需进行鉴别疼痛来源

牙周体征

与异常力量相关的不稳定因素

初诊检查表6-神经肌肉关节筛查（图6-2-16）

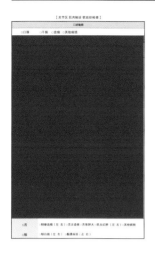

临床步骤：

1. 和患者进行沟通，说明关节肌肉触诊的方式和触诊区域。

2. 进行校准

（1）力量校准：选取拇短展肌区域，明确该区域无肌肉限制和疼痛。

（2）疼痛级别校准：

①无反应；②"+"—酸胀不适；③"++"——疼痛。

嘱患者反馈触诊时的疼痛级别，并进行左右对比。

3. 触诊体态

患者水平仰卧位，医生位于患者头部正后方，双侧同时触诊。

4. 触诊顺序及手法见图6-2-16

助手按照触诊表进行记录，患者反馈酸胀不适时，在疼痛区域"+"中记录"X"；患者反馈疼痛时，在疼痛区域"++"中记录"X"。

	口外	触诊注意事项	力度（g）
1	肩颈肌群		500
2	寰椎关节	找到乳突，让患者抬头，从后侧，双手沿胸锁乳突肌轻轻"按摩"，找到横突 ·位置有个体差异性　·锥突触诊敏感，小心	100
3	咬肌	上、中、下3部分分别触诊 方法1：口外，双侧同时触诊。方法2：双指，分别位于口外及口内单侧触诊 ·根据体型调整力度	口外：500 口内：200
4	颞肌	前、中、后3部分分别触诊，嘱患者咬合，感受肌肉膨隆，选择触诊区域 ·口内触诊颞肌前份肌腱——嘱患者大张口，从下颌升支前缘，在喙突顶端摸到软组织	200~300
5	髁突静态	患者做小张口运动，找到双侧髁突外侧隆起部分	200
6	颞下颌韧带	沿双侧髁突外侧隆起部分向下方找到缩窄的髁颈	200
7	盘后区	患者大张口，找到髁突后侧空间	100~200
8	髁突动态	单侧触诊，患者做侧方运动，触诊非工作侧髁突外侧	200
9	二腹肌	方法1：口外——患者张口，感觉肌肉收缩。方法2：口内——一只手抵于口内，另一只手从口外触诊	200
10	舌骨	嘱患者吞咽，观察舌骨位置，侧方感受舌骨的移动性 *注意提前告知患者	
11	舌骨下	颈前区作为一个整体。触诊方式类似于舌骨，更向下靠咽部 *注意提前告知患者	200
12	胸锁乳突肌	单侧触诊，上、中、下3部分分别触诊，患者侧头可加强肌肉在体表隆起状态	200
13	肩胛舌骨肌	单侧触诊，患者侧头，胸锁乳突肌的后外靠近锁骨处进行触诊	200
	口内		
14	上颌结节后区	单侧触诊。用小指顺着前庭到上颌结节，向上后内45° ·让患者尽量小张口，可以让患者将下颌向触诊区偏斜，这样有更大的空间	200
15	翼内肌	单侧触诊。想象在智齿后侧第四磨牙的位置。一只手在口外支持，另一只手小拇指顺着下颌角向上，找到位置后，向后外上方向触诊 ·告知患者可能有呕吐反射	200
16	口隔肌群	单侧触诊。一只手稳定，一只手触诊 ·下颌舌骨肌很宽，因此要几个点同时触诊 ·薄肌肉，轻触诊	100

图6-2-16　初诊检查表6-神经肌肉关节筛查

初诊检查表6-软组织检查（图6-2-17）

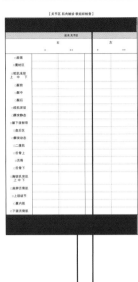

临床步骤：

1. 简单沟通后，患者进入临床椅旁检查姿态准备。一般推荐水平仰卧位。

2. 方法1：观察口唇情况，助手进行记录。方法2：根据口颌面部临床摄影补充记录。

3. 口内牙体牙周检查时，同期进行唇黏膜、舌、颊黏膜病损的记录。

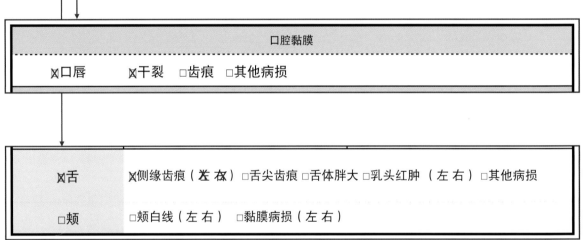

图6-2-17　初诊检查表6-软组织检查

软组织的临床提示：

口唇
- 【干裂】—慢性唇炎；口呼吸习惯；功能运动中切牙与唇黏膜不协调
- 【齿痕】—咬唇习惯

舌
- 【侧缘齿痕】—舌肌力量大；夜间口腔副功能习惯；牙弓狭窄；后牙腭舌侧牙体缺损
- 【舌尖齿痕】—吐舌习惯；前牙开𬌗
- 【舌体胖大】—口呼吸习惯；牙列缺损
- 【乳头红肿】—慢性炎症表现；感染表现

颊
- 【颊白线】—覆𬌗覆盖异常；夜间口腔副功能习惯
- 【黏膜病损】—牙体缺损形成的薄壁弱尖；精神心理因素；生活作息不规律；吸烟习惯；异常饮食习惯

初诊检查表7-静态咬合1（图6-2-18）

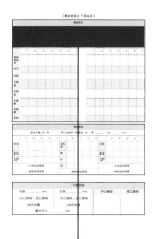

临床步骤：

1. 嘱患者做最大牙尖交错位咬合，判断下中切牙相对上中切牙的中线关系。

2. 测量并记录前牙区覆盖与覆𬌗。如果左右中切牙有不同程度的唇展，则记录两个数值。

3. 观察并记录左右磨牙关系Angle分类

I类-上颌第一恒磨牙的近中颊尖咬合于下颌第一恒磨牙的近中郏沟内。

II类-下牙弓及下颌处于远中位置。

III类-下牙弓及下颌处于近中位置。

4. 观察并记录左右尖牙关系Angle分类

I类-上颌尖牙的颊尖咬合于下颌第一前磨牙与下颌尖牙之间。

II类-下牙弓及下颌处于远中位置。

III类-下牙弓及下颌处于近中位置。

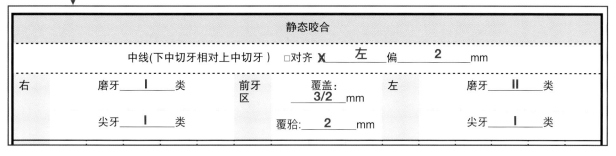

图6-2-18　初诊检查表7-静态咬合1

静态咬合的临床提示：

中线
· 中线不对称的视觉可查阈值
· 中切牙中线不对称时是否伴发面部中线不对称
· 中切牙中线不对称是否伴发中线倾斜
· 颌面部发育不对称的考察
· 左右𬌗平面不对称的考察
· 左右动静态咬合关系不对称的考察

磨牙关系
· 恒磨牙倾斜角度的代偿
· 牙弓长度不调
· 颌骨发育情况
· 牙体硬组织磨耗情况

覆盖
· 不同覆盖关系对应的上下中切牙牙体硬组织磨耗位置
· 不同覆盖关系对应的牙周情况
· 回顾病史中覆盖的稳定性

覆𬌗
· 不同覆𬌗关系对应的上下中切牙牙体硬组织磨耗位置
· 不同覆𬌗关系对应的牙周情况
· 回顾病史中覆𬌗的稳定性
是否存在良好的前伸运动中的前方引导关系

尖牙
· 尖牙倾斜角度的代偿
· 牙弓长度不调
· 颌骨发育情况
· 牙体硬组织磨耗情况
· 是否存在良好的侧方运动中的尖牙引导关系

初诊检查表7-静态咬合2（图6-2-19）

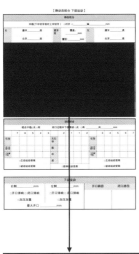

临床步骤：

1. 将缺失牙在表格中相应牙位标记出来。

2. 医生在口内观察并记录最大牙尖交错位上的上下牙存在的静态咬合异常（以上颌牙位参考），并记录存在冠间角丧失、对刃、反𬌗、正锁𬌗、反锁𬌗、无接触、早接触的情况，由助手记录。其中无接触或早接触可借助咬合纸或其他检查手段。

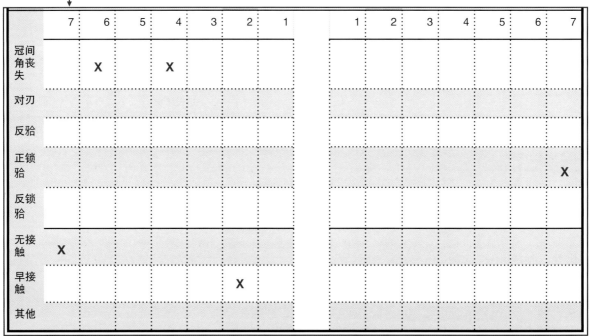

	7	6	5	4	3	2	1		1	2	3	4	5	6	7
冠间角丧失		X		X											
对刃															
反𬌗															
正锁𬌗																X
反锁𬌗															
无接触	X														
早接触						X									
其他															

图6-2-19　初诊检查表7-静态咬合2

静态咬合的临床提示：

冠间角丧失
· 后牙冠间角丧失，在运动起始阶段后牙很难达到咬合分离，在口腔副功能运动中尤其危险
· 前牙冠间角丧失，多伴随上前牙腭侧面形态与下颌运动曲线的干扰，临床上多有上前牙腭侧面、下前牙唇面的磨耗，或者牙周组织的破坏等

对刃、反𬌗、正锁𬌗、反锁𬌗　·非正中运动的限制 口颌系统薄弱环节的过度负荷

无接触　·正中咬合时力量分布的不均匀　　　　　　**早接触**　·闭口到最大牙尖交错位时，早接触牙的过度负荷

初诊检查表7-动态咬合1（图6-2-20）

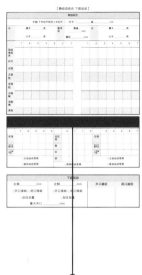

临床步骤：

1. 嘱患者做快速咬合动作，观察是否反复咬合到同一稳定位置，判断有无咬合不稳。

2. 让患者咬棉球或棉卷1~3分钟，下颌小张口末开始进行闭口运动，以下颌中切牙中线相对于上颌中切牙中线为标准，判断从后退接触位到最大牙尖交错位有无下颌滑动。

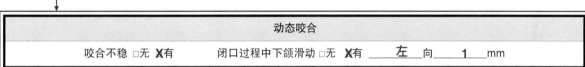

动态咬合	
咬合不稳 □无 ☒有	闭口过程中下颌滑动 □无 ☒有 ____左____向____1____mm

图6-2-20 初诊检查表7-动态咬合1

动态咬合的临床提示：

闭口过程中下颌滑动

咬合不稳	（－）	前后向	左右向
（－）	·咀嚼肌稳定 ·牙位、关节位协调	可能存在： ·下颌前伸肌肉收缩异常 ·CMS肌肉收缩异常 ·前牙干扰 ·双侧后牙对称的干扰	可能存在： ·单侧咀嚼肌闭口肌群收缩异常 ·CMS肌肉收缩异常 ·后牙单侧干扰
（＋）	可能存在： ·咀嚼肌闭口肌群收缩异常 ·关节内结构紊乱	可能存在： ·咀嚼肌收缩异常 ·CMS肌肉收缩异常 ·关节内结构紊乱 ·前牙干扰 ·双侧后牙对称的干扰	可能存在： ·单侧咀嚼肌闭口肌群收缩异常 ·CMS肌肉收缩异常 ·关节内结构紊乱 ·后牙单侧干扰

初诊检查表7-动态咬合2（图6-2-21）

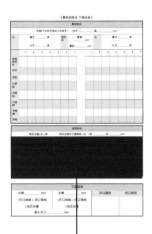

临床步骤：

1. 嘱患者做最大牙尖交错位咬合，从最大牙尖交错位开始做牙齿引导下的前伸运动和侧方运动，判断前伸运动和侧方运动的牙齿引导关系。

2. 用咬合纸测量并记录前牙区侧切牙及中切牙的咬合接触路径。

无引导–从正中咬合接触点到前伸运动的终点，下颌牙与上颌牙无接触路径。

前–从正中咬合接触点到前伸运动的终点，下颌牙与上颌牙的接触路径发生在开始1/3。

中–从正中咬合接触点到前伸运动的终点，下颌牙与上颌牙的接触路径发生在中1/3。

后–从正中咬合接触点到前伸运动的终点，下颌牙与上颌牙的接触路径发生在后1/3。

3. 用咬合纸测量并记录侧方运动中工作侧引导、非工作侧干扰和工作侧干扰发生的牙位。

4. 记录前伸、侧方运动中的牙齿引导运动受限情况。

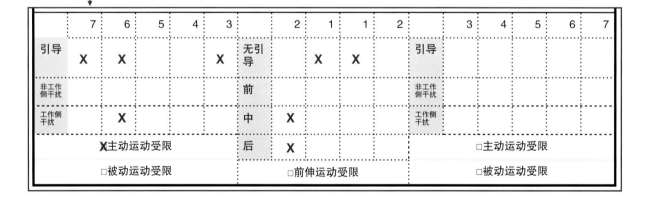

	7	6	5	4	3		2	1	1	2		3	4	5	6	7
引导	X	X			X	无引导	X	X		引导						
非工作侧干扰						前				非工作侧干扰						
工作侧干扰		X				中	X			工作侧干扰						
X主动运动受限						后	X			□主动运动受限						
□被动运动受限							□前伸运动受限				□被动运动受限					

图6-2-21　初诊检查表7-动态咬合2

动态咬合的临床提示：
· 前牙区域——牙齿引导运动过程中力量负荷过重，包括前牙无引导和单侧的侧切牙引导
· 后牙区域——牙齿引导运动过程中力量分布不均匀，包括磨牙引导、非工作侧干扰和工作侧干扰

初诊检查表7-下颌运动（图6-2-22）

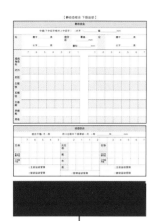

临床步骤：

1. 嘱患者做最大开口及左右侧方运动，记录下颌运动幅度。注意需要在记录开口幅度时，加覆殆数值；在记录左右侧方运动幅度时，加减中线偏移数值。

2. 观察开闭口过程中关节区有无弹响（有检查设备及检查能力时记录摩擦音），发现弹响时，在双下颌角进行颅向加压，观察弹响有无加重。

3. 记录患者开闭口运动型。

下颌运动			
右侧___10___mm	左侧___11___mm	开口路径	闭口路径
□开口弹响 □闭口弹响	□开口弹响 □闭口弹响		
□加压加重	□加压加重		
最大开口 ___42___mm			

图6-2-22 初诊检查表7-下颌运动

下颌运动的临床提示：
· 所有的髁突层面运动的结果阐释，均应结合功能状态、薄弱环节综合判断
· 髁突运动和牙齿引导运动的结果应综合解读

（二）导图

1. 问诊时间轴（图6-2-23）

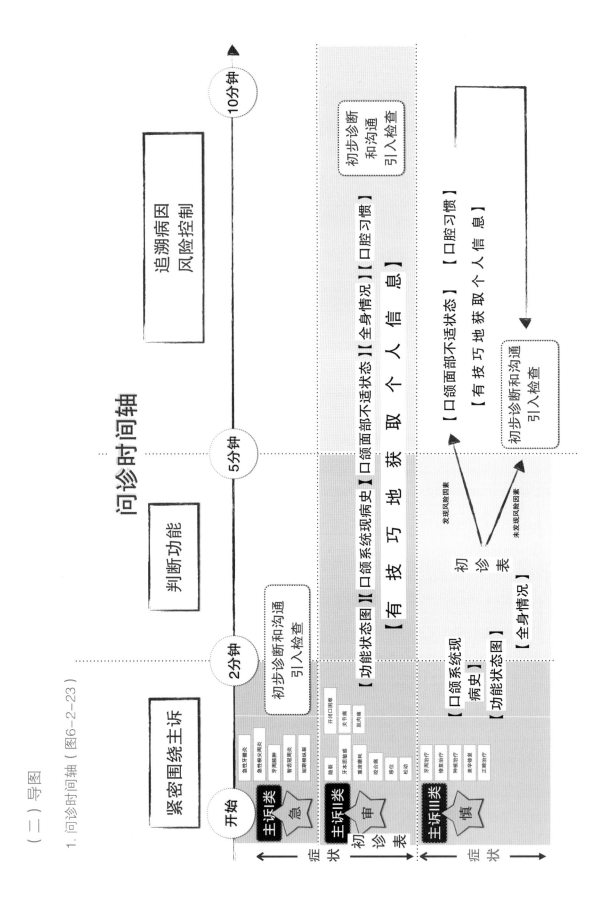

图6-2-23　导图-问诊时间轴

2. 客观检查方法对比（图6-2-24）

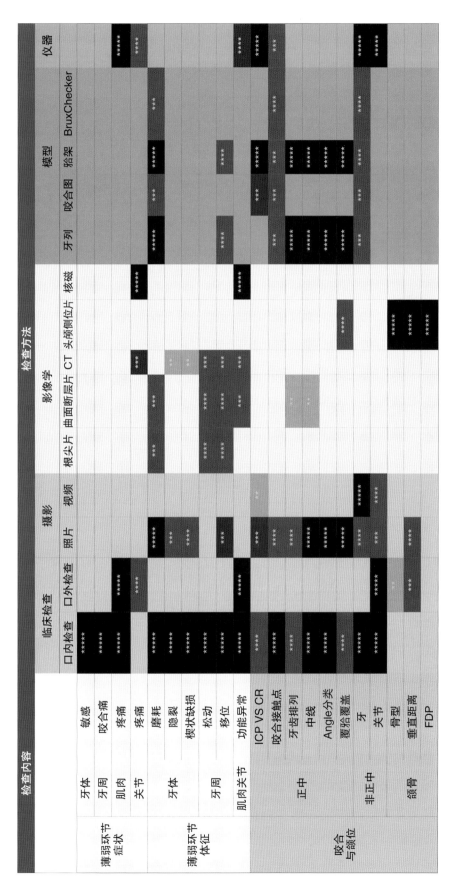

图6-2-24　导图-客观检查方法对比

其中 "***" 到 "******" 表示该种检查方法在该项目检查中的推荐程度

3. "查" 的内容（图6-2-25）

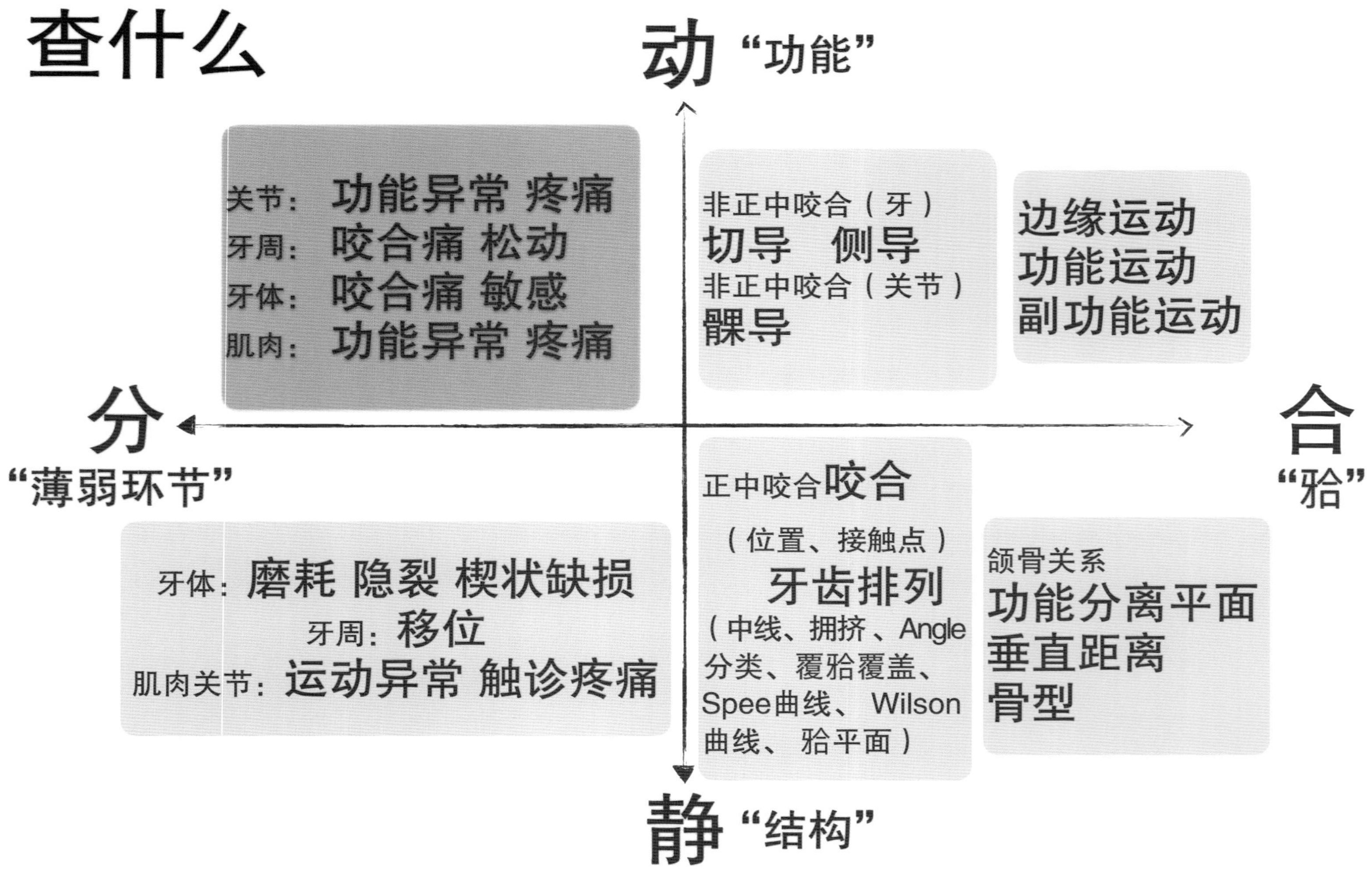

查什么

动 "功能"

边缘运动
功能运动
副功能运动

非正中咬合（牙）
切导 侧导（关节）
非正中咬合（关节）
髁导

合 "殆"

颌骨关系
功能分离平面
垂直距离
骨型

正中咬合咬合
（位置、接触点）
牙齿排列
（中线、拥挤、覆殆覆盖、Wilson
分类、覆殆覆盖、Spee曲线、
曲线、殆平面）Angle

静 "结构"

关节：功能异常 疼痛
牙周：咬合痛 松动
牙体：咬合痛 敏感
肌肉：功能异常 疼痛

牙体：磨耗 隐裂 楔状缺损
牙周：移位
肌肉关节：运动异常 触诊疼痛

分 "薄弱环节"

图6-2-25 导图－"查" 的内容

4. 摄影流程（图6-2-26和图6-2-27）

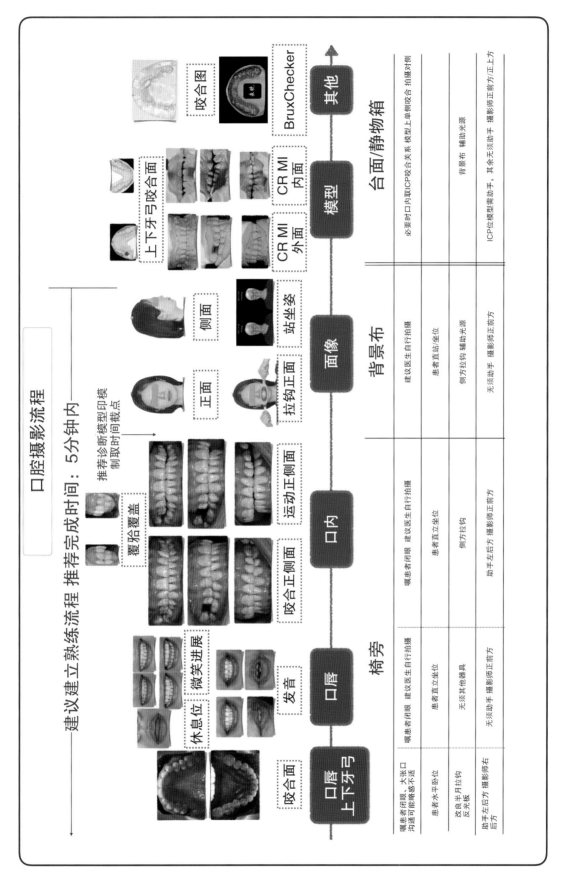

图6-2-26 导图-摄影流程

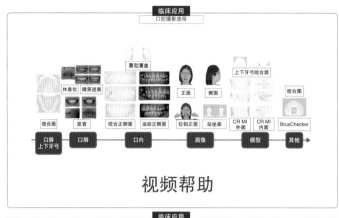

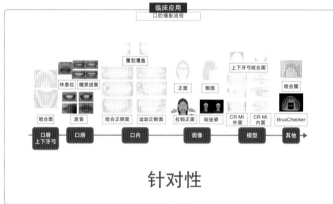

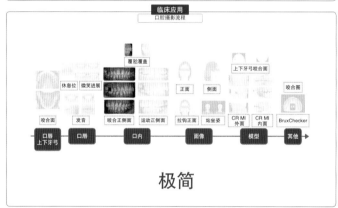

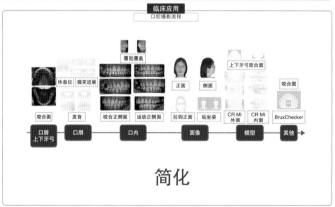

图6-2-27 导图-不同目的的摄影流程

5. 面弓𬌗架在"查断决治"流程中的应用（图6-2-28）

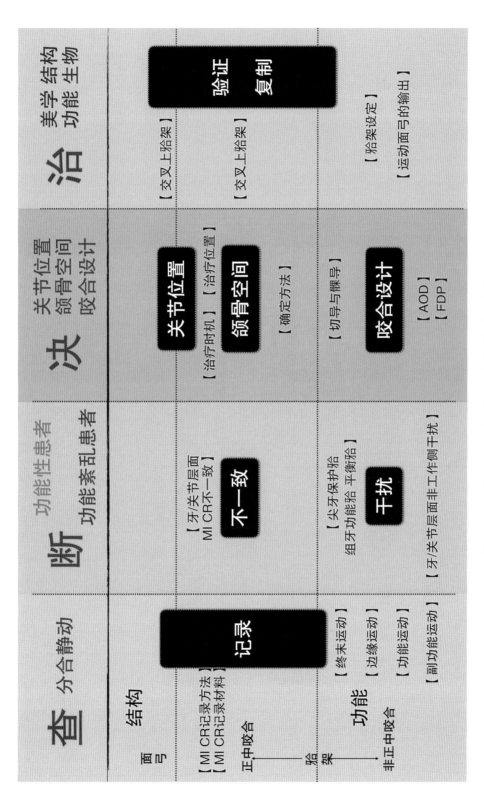

图6-2-28　导图-面弓𬌗架在"查断决治"流程中的应用

6.颌位（图6-2-29）

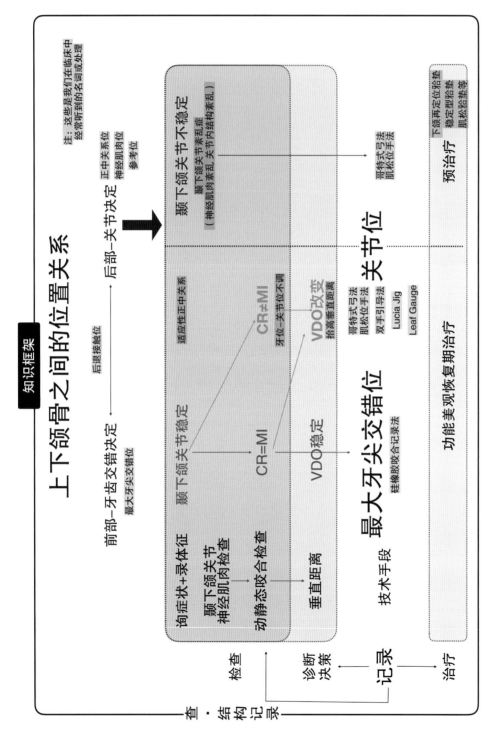

图6-2-29 导图-颌位

7. 两种层面的运动（图6-2-30）

所有运动的探讨，都要借助运动曲线的形式。运动曲线的探讨，需要先明确抽象运动点对应的意义，以及描述运动的空间坐标。

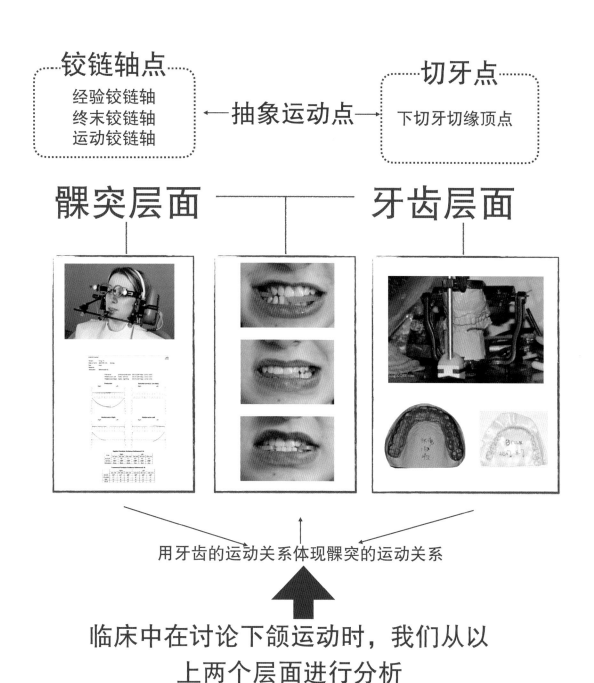

图6-2-30 导图-两种层面的运动

8. 运动形式（图6-2-31）

- ·下颌运动终点
- ·韧带限定
- ·临床上通常以牙尖/切缘为参考点考虑

- ·下颌最大幅度运动
- ·韧带限定
- ·椅旁通常以牙尖/切缘为参考点记录
- ·仪器测量中可观测到髁突或牙为参考点的运动路径

- ·下颌在行使口腔功能时的运动模式
- ·在边缘运动范围内
- ·运动路径很难准确记录

终末运动   边缘运动   功能运动

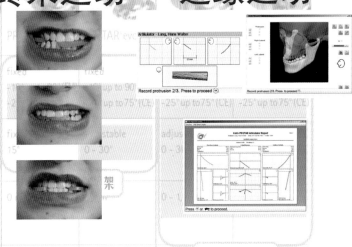
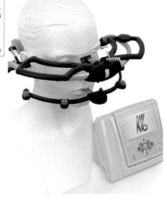

可调𬌗架的前伸
髁道、侧方髁道
设定

前伸后退运动
侧方运动
开闭口运动

咀嚼功能运动
言语运动
下颌功能运动闭合曲线

临床中在讨论这些问题时，其实是在
这3种口颌系统运动形式下考量

图6-2-31　导图–运动形式

（三）头影测量尺

简化头影测量尺提取了5类指标，对颌骨的矢状向和垂直向空间关系进行快速分类，使多学科团队中非正畸专业的初诊医生可以在多学科会诊日前，就得到患者的客观问题列表中颌骨空间分析部分的问题，便于团队高效沟通。

首先分别选取颅部、上颌、下颌和牙列中的标记点，得到4个硬组织参考平面［（前颅底平面（SN）、眶耳平面（FH）、𬌗平面（OP）和下颌平面（GoGn）］，分别对矢状向、前后向和功能分割指标进行分类，得到以下5类指标：

①ANB，Wits分类：评估上下颌骨前后向相对位置关系。

②SNA/SNB分类：评估上下颌骨前后向位置与发育程序。

③GoGn-SN分类：评估下颌骨垂直向发育特征。

④面下高（LFH）：评估下颌骨垂直向开张程度。

⑤功能分割平面（FDP）：分割牙列在前后向上适于承担支持力或引导作用的不同区域。

1. 标记点（图6-2-32和图6-2-33）

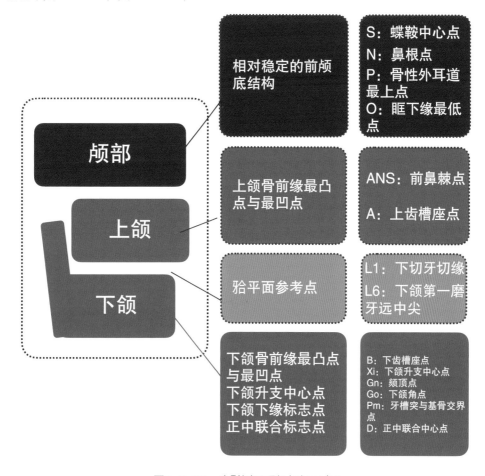

图6-2-32　头影测量硬组织标记点1

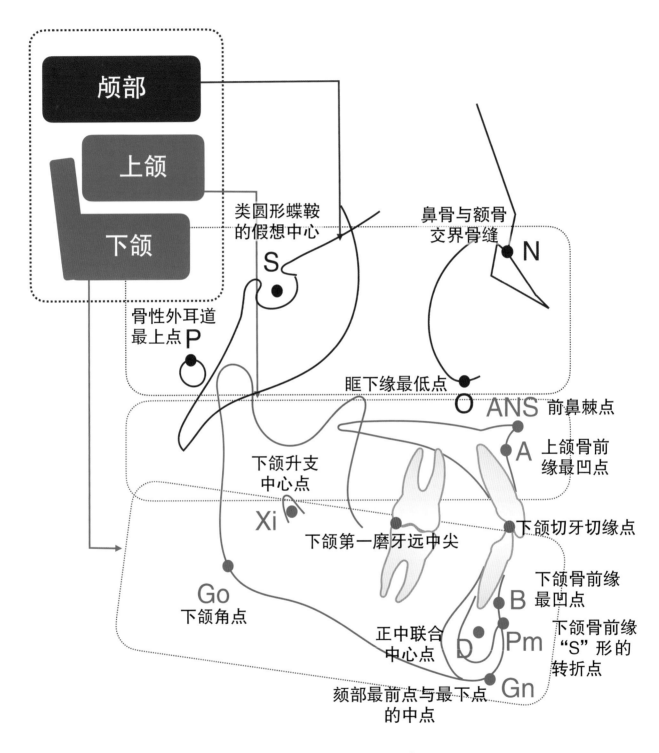

图6-2-33 头影测量硬组织标记点2

2.参考平面（图6-2-34）

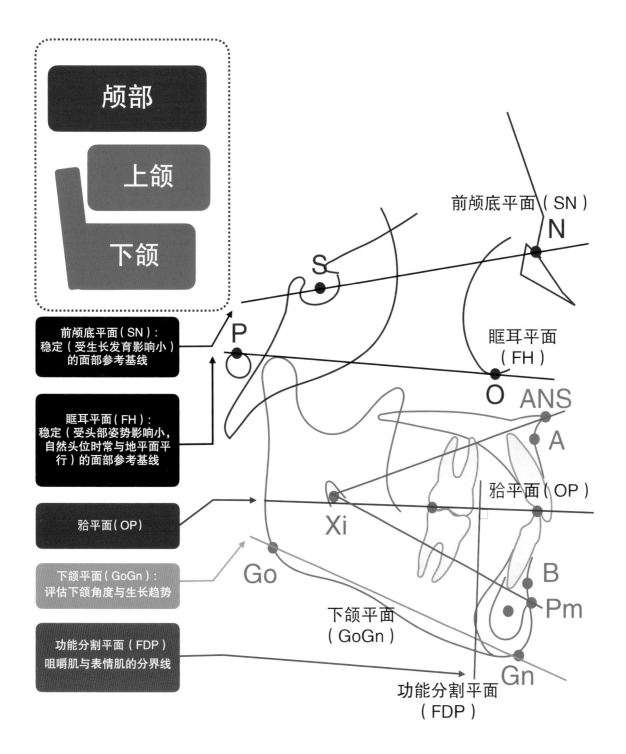

颅部

上颌

下颌

前颅底平面（SN）：
稳定（受生长发育影响小）
的面部参考基线

眶耳平面（FH）：
稳定（受头部姿势影响小，
自然头位时常与地平面平
行）的面部参考基线

牙合平面（OP）

下颌平面（GoGn）：
评估下颌角度与生长趋势

功能分割平面（FDP）
咀嚼肌与表情肌的分界线

前颅底平面（SN）

N

S

P

眶耳平面
（FH）

O　ANS

A

牙合平面（OP）

Xi

Go

B
Pm

下颌平面
（GoGn）

功能分割平面
（FDP）

Gn

图6-2-34　参考平面

3. 测量指标

（1）矢状向（图6-2-35）

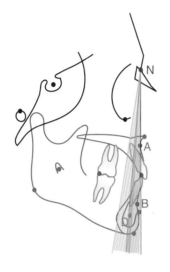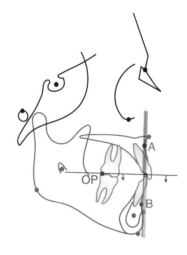

ANB

最常用的角度测量指标；
容易受N点位置/SN平面的
旋转影响。

Wits

是一个距离测量指标；
使用前需进行长度校对；
受𬌗平面影响。

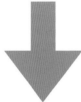

前颅底长度或角度的变异对ANB的测量值影响很大，此时参考Wits值更能反映上下颌骨关系，例如骨性Ⅲ类往往伴随前颅底发育不足，会在一定程度上掩饰上下颌骨间的不协调。而当功能性𬌗平面不易判断时，如多数后牙开𬌗、牙齿严重缺损、后部𬌗平面较陡等情况下ANB角更可靠。

图6-2-35　测量指标1-矢状向

（2）垂直向（图6-2-36）

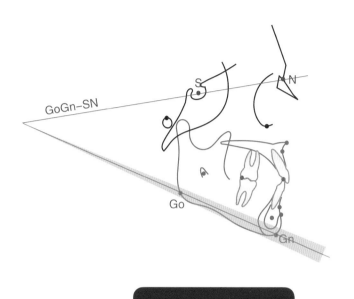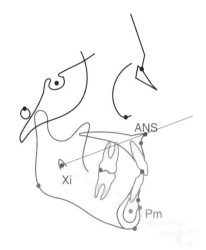

下颌平面角

面下高
（LFH）

下颌骨的生长方向
面部高度

提示面下部高度

低角	均角	高角
水平生长型 下颌平面逆时针旋转	垂直方向发育协调	垂直生长型 下颌平面顺时针旋转

图6-2-36　测量指标2-垂直向

（3）功能分割平面（图6-2-37）

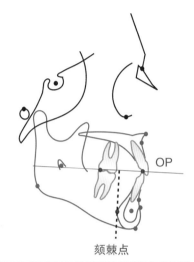

颏棘点

功能分割平面（FDP）

提示咬合引导功能设计，
此分割平面前方为表情肌附着，
对应牙位主要起引导功能；
此分割平面后方为咀嚼肌附着，
对应牙位主要起支持功能。

图6-2-37　测量指标3-功能分割平面

4. 使用说明

（1）ANB、Wits值测量：评估上下颌骨前后向相对位置关系（图6-2-38）

简化标尺：

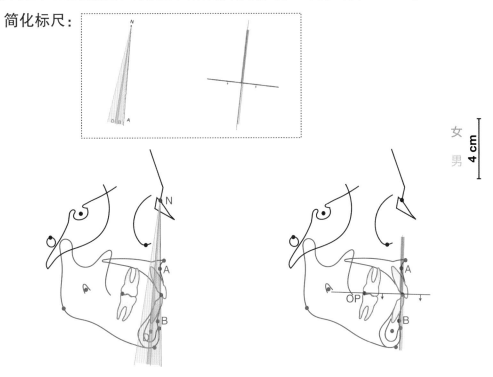

图6-2-38　简化头影测量尺使用说明1

临床步骤：

1）ANB角度测量

①标志点：鼻根点N，上齿槽座点A，下齿槽座点B（下颌前部缺牙，牙槽突吸收的患者使用正中联合中心点D替代B点）。

②参考线：使红色参考线的顶点对准鼻根点N，且经过A点。

③评价：B点是否落在正常范围内（蓝色区域指示ANB角度正常时B点范围，B点在蓝色区域后方提示下颌骨相对上颌骨后缩，反之为前突）。

2）Wits值分析

①长度校对：调整简易标尺上的长度指示间距与头颅侧位片的标尺长度一致。

②方向校对：翻转标尺使用合适的正常值范围（粉色为成年女性测量模块，蓝色为成年男性测量模块，将需使用的模块朝向上方，如图所示为女性患者）。

③参考线：横向参考线与功能𬌗平面对准（经过上下颌中切牙切端中点且均分后牙咬合接触点的平面）；垂直参考线经过B点。

④评价：A点是否落在粉/蓝色指示范围内（A点在正常区域后方提示下颌骨相对上颌骨前突，反之为后缩）。

（2）SNA/SNB分类：评估上下颌骨前后向位置与发育程度（图6-2-39）

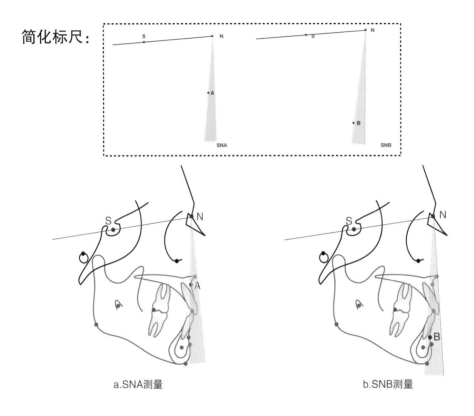

a.SNA测量　　　　　　　　　　　b.SNB测量

图6-2-39　简化头影测量尺使用说明2

临床步骤：

1）SNA 角度测量

①标志点：蝶鞍点S，鼻根点N，上齿槽座点A。

②参考线：使红色参考线的顶点对准鼻根点N，且经过S点。

③评价：A点是否落在正常范围内（蓝色区域指示SNA角度正常时A点范围，即上颌骨相对前颅底平面发育正常，A点在蓝色区域后方提示上颌骨相对前颅底平面发育不足，反之为前突）。

2）SNB角度测量

①标志点：蝶鞍点S，鼻根点N，下齿槽座点B。

②参考线：使红色参考线的顶点对准鼻根点N，且经过S点。

③评价：B点是否落在正常范围内（蓝色区域指示SNB角度正常时B点范围，即下颌骨相对前颅底平面发育正常，B点在蓝色区域后方提示下颌骨相对前颅底平面发育不足，反之为前突）。

（3）GoGn-SN分类：评估下颌骨垂直向发育特征（图6-2-40）

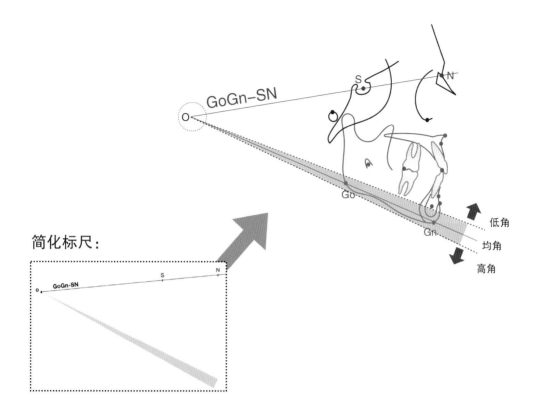

图6-2-40　简化头影测量尺使用说明3

临床步骤：

GoGn-SN角度测量

①标志点：蝶鞍点S，鼻根点N，下颌角点Go，颏顶点Gn。

②参考线：使红色参考线经过S点及N点。

③评价：做Go-Gn连线，并延长，平行移动测量尺使其在经过SN的同时与Go-Gn相交于O，评价GoGn-SN是否落在正常角度范围内（蓝色区域指示GoGn-SN 角度的正常范围），如Go-Gn连线位于蓝色三角形的上缘，则为低角（小于正常值范围），位于蓝色三角形的下缘，则为高角（大于正常值范围）。

（4）面下高：评估下颌骨垂直向开张程度（图6-2-41）

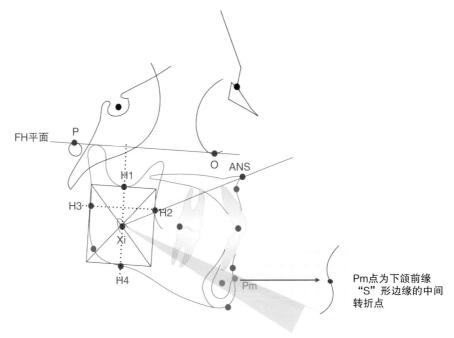

简化标尺：

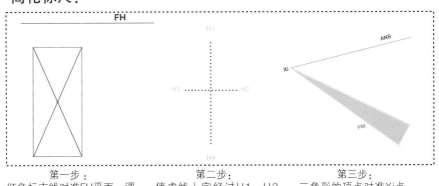

第一步：
红色标志线对准FH平面，调整四边形的上、前边缘与乙状切迹、升支前缘相切，切点分别为H1、H2

第二步：
使虚线十字经过H1、H2点；十字与下颌后、下缘的交点分别为H3、H4；调整第一步中四边形的后、下缘，分别经过H3、H4点，此时蓝色点处即为Xi

第三步：
三角形的顶点对准Xi点，调整红线经过ANS点，绿色区域为Pm点正常范围，超出为LFH过高/低

图6-2-41　简化头影测量尺使用说明4

临床步骤：

1）参考平面

①参考线对准FH平面（FH平面：经过骨性外耳道上缘与眶下缘的切线）。

②余组件与FH参考线平行移动。

2）构建H1、H2、H3、H4及Xi点。

3）测量LFH。

（5）功能分割平面：分割牙列在前后向上适于承担支持力或引导作用的不同区域（图6-2-42）

简化标尺：

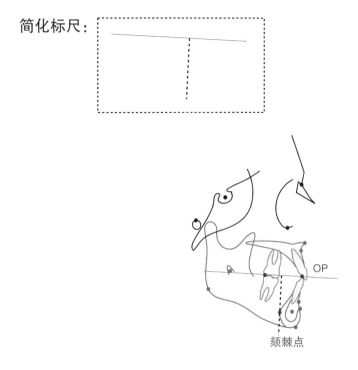

图6-2-42　简化头影测量尺使用说明5

临床步骤：

功能分割平面（FDP）的确定

①参考平面：将简化标尺的红色实线对准𬌗平面（OP）。

②标志点：下切牙切缘（L1）点，下颌第一磨牙远中尖（L6）点，正中联合内侧最凸点颏棘点（Spina Mentalis）。

③参考线：平移标尺使垂直的红色虚线与正中联合的内侧相切，即经过颏棘点（Spina Mentalis）。

④评价：此时虚线所在的位置即为功能分割平面（FDP）。

二、多学科交流工具

（一）多学科会诊表

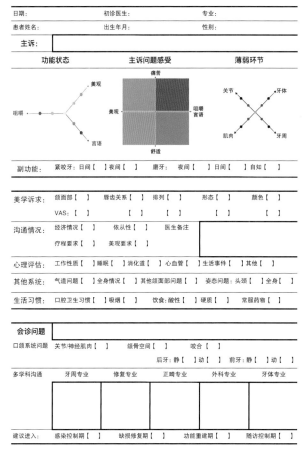

图6-2-43　多学科会诊表

多学科会诊表是多学科团队进行初诊患者会诊的必备工具。表格共1页，分为3个部分：多维诊断区、风险控制区和客观问题区（参考第5章第2节）（图6-2-43）。

多维诊断区和风险控制区的内容来自初诊问诊，客观问题区的内容来自初诊检查。初诊医生对全面检查的问诊环节非常熟悉后，可以仅使用多学科会诊表进行问诊。

多维诊断区的主要作用是记录患者主诉、判断患者口颌系统功能状态、薄弱环节和口腔副功能情况，最终得出患者的主诉问题是否该由口腔医生进行处理，是否需要调整或重建𬌗。

风险评估汇总了患者的美学诉求、心理评估、沟通情况和其他影响因素。这些因素很难由医生或医患双方控制，当风险因素过多时，多学科团队要综合评估患者的疾病、诉求和团队的技术水平，再开始治疗。

客观问题区汇总了患者的口颌系统客观问题，以及初诊医生在多学科会诊前对其他专业的团队成员提出的待会诊问题。最终，在会诊后确定患者的治疗周期和会诊决策。

多学科会诊表-多维诊断区（图6-2-44）

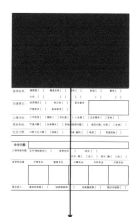

临床步骤：

1. 填写初诊日期、初诊医生及专业、患者姓名、年龄、性别等基本信息。

2. 问诊得到患者的多维诊断。其中包括主诉、功能状态、主诉问题感受、薄弱环节和口腔副功能（参考第3章第2节、第6章第2节）。

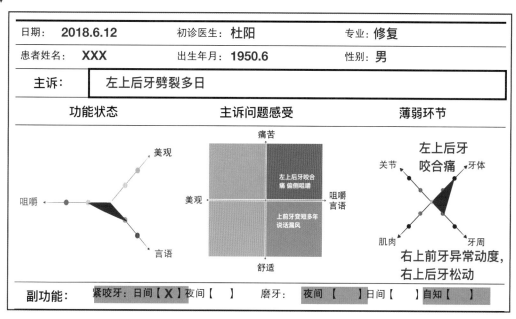

日期： **2018.6.12**	初诊医生： **杜阳**	专业： **修复**
患者姓名： **XXX**	出生年月： **1950.6**	性别： **男**

主诉： 左上后牙劈裂多日

功能状态	主诉问题感受	薄弱环节

痛苦

美观

咀嚼

言语

左上后牙咬合痛 偏侧咀嚼

上前牙变短多年 说话漏风

美观

咀嚼 言语

舒适

左上后牙咬合痛

关节 ——— 牙体

肌肉 ——— 牙周

右上前牙异常动度，右上后牙松动

副功能： 紧咬牙：日间【 X 】夜间【 】 磨牙：夜间【 】日间【 】自知【 】

图6-2-44 多学科会诊表-多维诊断区

临床提示：

基本信息 确定患者的基本信息，患者的初诊专业和主诉问题是否相符，初诊医生是否为多学科治疗的主诊医生或建议医生

主诉 确定问诊节奏，与病史、口颌系统功能状态、薄弱环节、客观问题结合，评估患者的主诉问题是否与口颌系统主客观问题一致

功能状态	主诉问题感受	薄弱环节
·功能状态星状图超过2分评分，提示功能出现问题，功能性结构需要接受处理/治疗 ·功能状态星状图1分，表明因主诉问题或结构的病理状态，该功能受到了影响，如牙体问题、缺牙导致的偏侧咀嚼等	·红色或黄色区域是给患者造成痛苦的区域，若与主诉问题相符，优先解决 ·蓝色或绿色区域是未对患者造成痛苦或未引起患者重视的问题，为这类问题制订治疗计划时，应注意评估花费、风险、预后	·评估出现症状的结构是否和主诉问题一致 ·评估仅表现为体征的结构是否存在对环境因素（生物性、机械性和其他）的易感性

口腔副功能 ·患者是否有主观感知的口腔副功能，该状态是否是主诉问题、功能问题或结构症状的始动因素
·在治疗中，口腔副功能问题是否会成为对治疗效果、预后有影响的易感因素

多学科会诊表-风险控制区（图6-2-45）

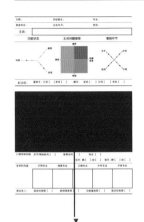

临床步骤：

1. 根据初诊问诊表1，填写美学诉求项目。

2. 根据初诊问诊表3，填写心理评估项目。

3. 根据初诊问诊表3和初诊问诊表4，填写生活习惯、其他系统情况。

4. 根据问诊全部过程，医生总结沟通情况。

美学诉求：	颌面部【　】	唇齿关系【　】	排列【　】	形态【　】	颜色【　】
		口唇略前突	自觉前牙拥挤 逐渐加重		
VAS:	【　】	【3】	【7】	【　】	【　】

沟通情况：	经济情况【　】	依从性【　】	医生备注	美观要求较高，多次重复既往咨询不愉快体验，疗程要求高，居住外地
	疗程要求【　】	美观要求【　】		

心理评估：	工作性质【　】	睡眠【　】	消化道【　】	心血管【　】	生活事件【　】	其他【　】
					前次治疗曾有医疗纠纷	

其他系统：	气道问题【　】	全身情况【　】	其他颌面部问题【　】	姿态问题：头颈【　】	全身【　】
				长期使用计算机，肩颈肌肉僵硬	

生活习惯：	口腔卫生习惯【　】	吸烟【　】	饮食：酸性【　】	硬质【　】	常服药物【　】
			喜食酸性食物、酸性饮料（3~4次/周）		

图6-2-45　多学科会诊表-风险控制区

临床提示：

美学诉求	·患者对美学缺陷主观感受的所有描述，记录所提及的问题后，需同时评估患者的VAS评分，可选用1~10或1~5分 ·存在颌面部外观缺陷主诉的患者，需正颌外科会诊 ·患者的美学缺陷主观感受可能与客观评价不一致，制订美学修复计划时不能仅依据客观评价
沟通情况	·医生记录问诊过程中是否出现患者对经济情况、疗程及美观的特殊要求 ·依从性提示患者是否对病情、影响因素、治疗方法和预后风险充分理解 ·医生在备注中记录问诊中的任何沟通问题
心理评估	·消化道系统和心血管系统为两大与心理压力相关的系统 ·工作性质提示某些不良体态、生活规律、心理压力等情况 ·所有心理评估中相关的项目都与精神压力相关，且不易调控
其他系统	·存在颌面部问题和主观气道问题需请正颌外科会诊；气道问题与睡眠质量、呼吸系统状态相关 ·全身情况与外科拔牙、种植等治疗耐受度相关，与感受敏感度相关 ·口腔症状与体征需要鉴别其他种类的颌面部器质性疾病 ·头颈肩、全身肌肉姿态问题与口颌系统肌肉情况相互影响
生活习惯	·口腔卫生习惯、吸烟、酸性饮食、常服药物为生物性因素，与牙周、牙体症状相关，与治疗中临时修复阶段效果相关，与治疗预后和长期稳定性相关 ·某些药物种类提示患者全身健康情况和心理状态 ·吸烟习惯不易更改。硬质饮食习惯为机械性因素，与咬合力大小相关，与患者对咀嚼功能恢复的要求相关

多学科会诊表-客观问题区（图6-2-46）

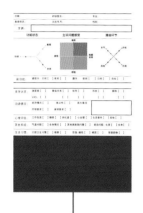

临床步骤：

1. 主诊医生填写会诊问题项目。

2. 根据客观问题列表，填写口颌系统问题项目。

3. 填写多学科沟通情况。

4. 多学科团队共同决策治疗周期。

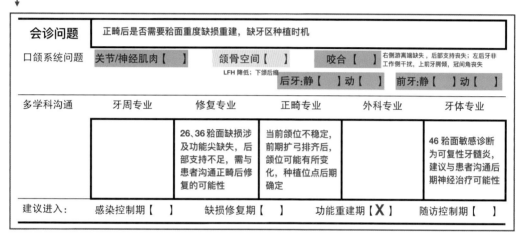

图6-2-46　多学科会诊表-客观问题区

临床提示：

会诊问题	·主诊医生提出需多学科团队进行讨论的问题
口颌系统问题	·客观问题列表中，关节/神经肌肉、颌骨空间和咬合项目中阳性问题的汇总，结合薄弱环节问题，根据多学科决策树进行多学科建𬌗专业的制订
多学科沟通	·多学科团队针对此次会诊的主客观问题，提出需要各个专业做决策的情况
建议进入	·确定患者的治疗周期

（二）病例册

1. 全面检查病例报告

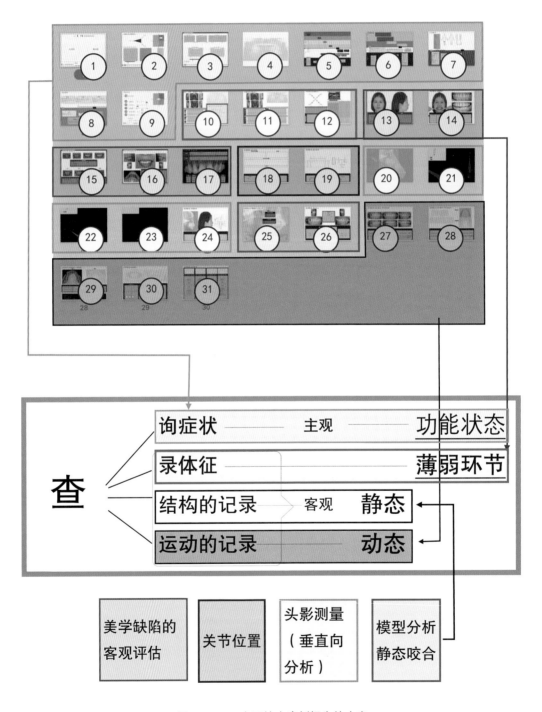

图6-2-47　全面检查病例报告的内容

全面检查病例报告是将初诊检查进行信息整理的工具。包括全面检查的4个部分：询症状、录体征、结构的记录和运动的记录，汇总了初诊检查时的初诊问诊表信息（初诊问诊表1～初诊问诊表4）、临床检查信息和辅助资料（临床照片、模型照片、影像学资料等）（图6-2-47）。

病例报告并非进行诊断和决策的必需资料。使用多学科会诊表和临床检查、临床辅助资料或者初诊表和临床辅助资料就可以进行诊断和决策。病例报告的主要优势是可视化。医生可以在病史时间轴上看到口颌系统、全身和治疗情况的变化，从而更好地判断患者口颌系统和全身结构的代偿情况，以及整体的功能状态。医生还可以从临床照片上进行美学分析，以及有条理地进行结构、运动的分析，从而全面、具体地分析患者的主客观信息。

临床步骤：

1）询症状：由问诊（初诊问诊表1～初诊问诊表4）、面像及曲面断层片得到病例报告1～9页。

2）录体征：由牙体牙周关节肌肉体征检查（初诊检查表5和初诊检查表6）得到病例报告10～12页。

3）结构的记录

①美学缺陷客观评估

由口内照片得到病例报告13～17页。

②下颌位置评估

由模型照片或下颌运动记录仪，进行下颌位置分析，得到病例报告18页或19页。

③垂直向评估

·使用病例报告20页头影测量简化标尺，对头颅侧位片进行分析，根据颌骨类型、上下颌发育判断、面下高（LFH）、功能分割平面（FDP），得到病例报告21～23页

·可选用头影测量软件，得到病例报告24页

·根据SNA/SNB角，获得上下颌发育类型，将模型照片进行分析，得到病例报告25页

④静态咬合记录，根据临床静态咬合检查（初诊检查表7），得到病例报告26页。

4）运动的记录

①根据临床动态咬合检查（初诊检查表7），得到病例报告27页。

②可选用临床蜡片检查法、BruxChecker检查法，得到日间动态咬合或日间夜间动态咬合对比，得到病例报告28页、29页。

③根据下颌运动检查（初诊检查表7）以及临床视频资料，得到病例报告30页。

④可选用下颌运动记录仪，进行关节边缘运动及功能运动诊断分析，得到病例报告31页。

全面检查病例报告-询症状-封面信息页（图6-2-48）

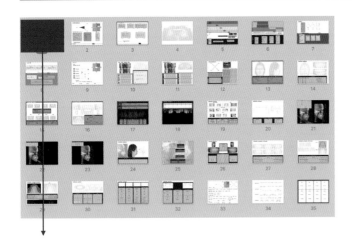

临床步骤：

1）填写主诉分类及主诉问题记录。

2）在页面正中放置正面像与侧面像。

3）填写病历编号、患者信息与治疗团队信息。

主诉：**【II类】咬合不稳1年余**

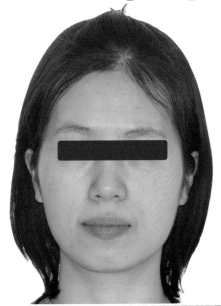

编号：2019021901	姓名：XX 出生日期：1988 年	初诊医生：杜阳 牙体医生：肖瑶 牙周医生： 外科医生：	修复医生：杜阳 正畸医生：XXX 技师： 电话：

图6-2-48　全面检查病例报告-询症状-封面信息页

全面检查病例报告-询症状-口颌系统功能状态（图6-2-49）

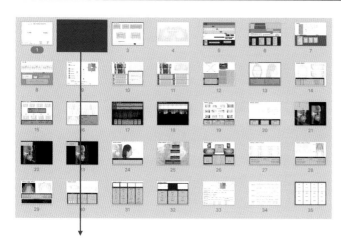

临床步骤：

1）描绘口颌系统功能状态星状图。

2）将主诉或问诊中出现的功能问题标记在功能问题感受图上。

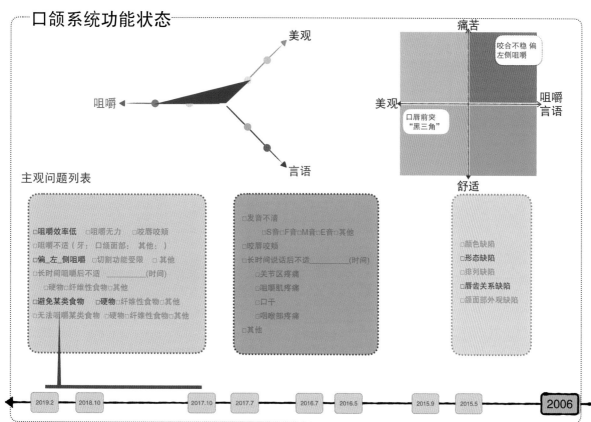

图6-2-49　全面检查病例报告-询症状-口颌系统功能状态

3）将咀嚼功能、言语功能及美观功能出现的具体问题在病例报告的浅灰色部分标红。问题越严重，红色部分越深。

4）将问题对应到现病史时间轴上。问题越严重，时间轴红色部分颜色越深。

全面检查病例报告–询症状–美学的主观缺陷评估（图6-2-50）

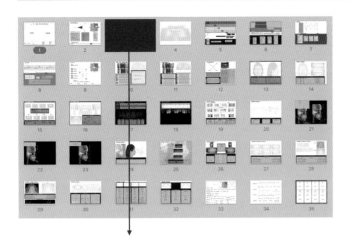

美观问题按照从细节到宏观的层次，分为颜色缺陷、形态缺陷、排列缺陷、唇齿关系缺陷、颌面部外观缺陷。

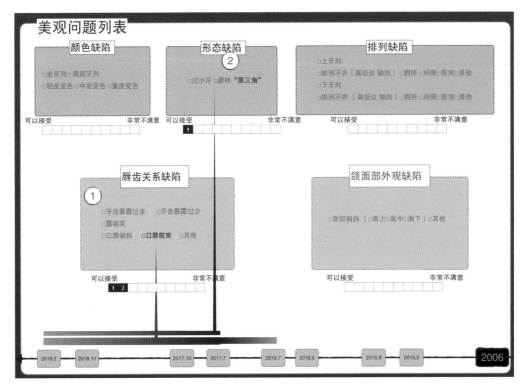

图6-2-50　全面检查病例报告–询症状–美学的主观缺陷评估

临床步骤：

1）在不同层次的问题列表上，将美观功能出现的具体问题的浅灰色部分标红。

2）将问题对应在现病史时间轴上。问题越严重，时间轴红色部分越深。

3）根据患者对该问题的感受程度，将问题评分，从可以接受（0分）到非常不满意（10分）。

4）标记患者描述问题的先后顺序。患者越重视的问题，排序越靠前。

全面检查病例报告-询症状-影像学资料-曲面断层片（图6-2-51）

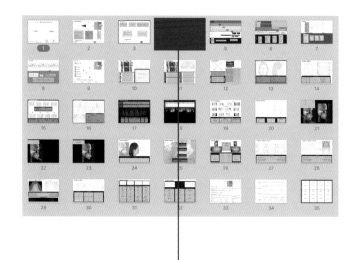

临床步骤：

1）查看牙列的完整性，在初诊检查表5标记缺失牙、经治牙（神经治疗或修复）、智齿阻生情况等，初步判断牙槽骨吸收情况。

2）筛检颌骨内病损。

3）初步判断髁突形态对称性、完整性和髁突骨皮质连续性等，必要时加拍CT。

4）对可疑根尖病变、不完善根管治疗、牙槽骨角形吸收等部位进行标记，必要时加拍CT。

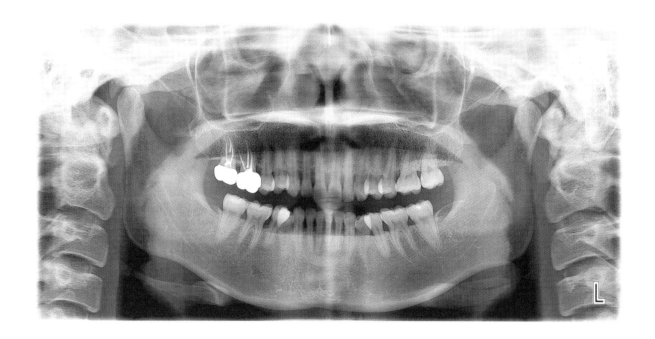

图6-2-51　全面检查病例报告-询症状-影像学资料-曲面断层片

全面检查病例报告–询症状–口颌系统现病史（图6-2-52）

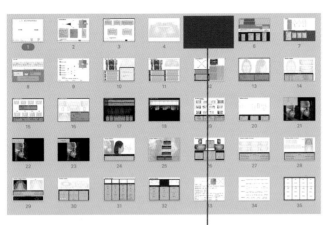

口颌系统现病史病例报告页包含3个部分：

1. 口腔专科症状史。

2. 口腔专科及咬合相关治疗史。

3. 口腔副功能病史。

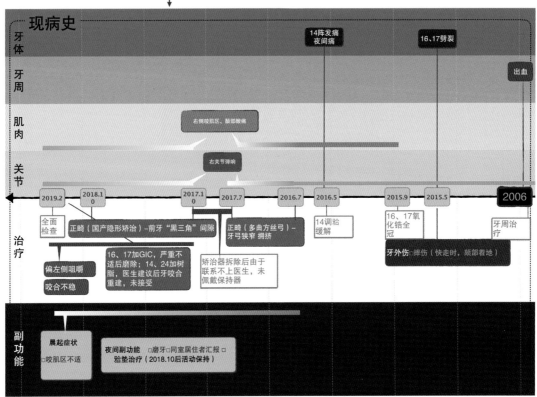

图6-2-52　全面检查病例报告–询症状–口颌系统现病史

临床步骤：

1）在口腔专科症状史上记录牙体牙髓、牙周、颞下颌关节区和口颌系统肌肉的症状，对应到时间轴上，标记好时间。如果症状出现在一段时间内，用红色条块记录。红色部分颜色越深，症状越严重。

2）将各专科症状的治疗情况记录在治疗模块中。

3）将咬合相关病史及治疗史（偏侧咀嚼、咬合不稳、正畸治疗史、智齿拔除史、全麻手术史、牙外伤史）记录在治疗模块中。

4）问诊患者的口腔副功能情况（日间及夜间），以及晨起症状记录在口腔副功能模块中。

全面检查病例报告–询症状–口颌面部不适状态（图6-2-53）

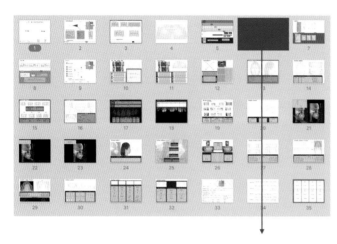

口颌面部不适状态病例报告页包含3个部分：

1. 鼻咽耳眼情况。

2. 头颈姿态相关问题。

3. 全身情绪管理相关问题。

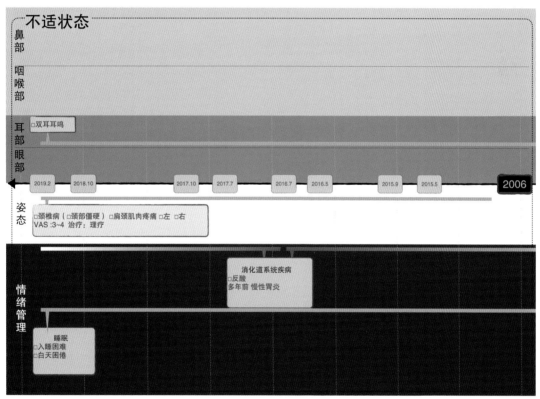

图6-2-53 全面检查病例报告–询症状–口颌面部不适状态

临床步骤：

1）在鼻部及咽喉部区域记录问诊症状，对应到时间轴上，标记好时间。如果症状出现在一段时间内，用红色条块记录。红色部分颜色越深，症状越严重。

2）将耳部及眼部的问诊症状进行记录。

3）将头部及肩颈部的症状及治疗情况记录在姿态模块中。

4）问诊患者的睡眠、消化道系统、心血管系统及生活事件，记录在情绪管理模块中。

全面检查病例报告-询症状-全身情况筛查（图6-2-54）

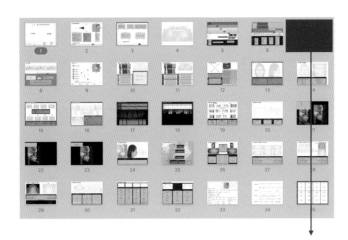

躯体姿态及全身疾病病例报告页包含两个部分：

1. 躯体姿态疼痛分布图。

2. 全身疾病筛查。

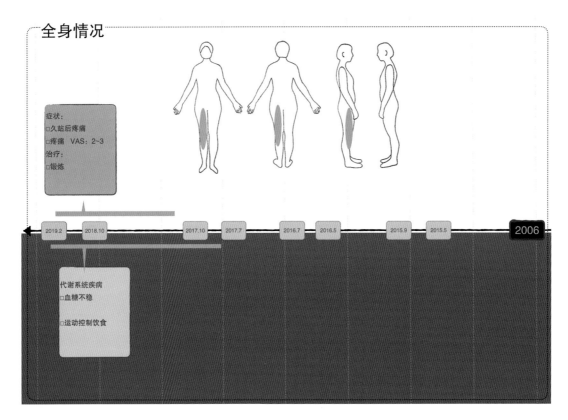

图6-2-54　全面检查病例报告-询症状-全身情况筛查

临床步骤：

1）在躯体姿态全身分布图上记录全身躯体疼痛的位置范围，对应到时间轴上，标记好时间。如果症状出现在一段时间内，用红色条块记录。红色部分颜色越深，症状越严重。

2）将全身疾病筛查（代谢性疾病、免疫疾病、内分泌疾病和泌尿系统疾病）记录在下方全身系统筛查模块中。如果症状出现在一段时间内，用红色条块记录。红色部分颜色越深，症状越严重。

全面检查病例报告－询症状－饮食和口腔卫生（图6-2-55）

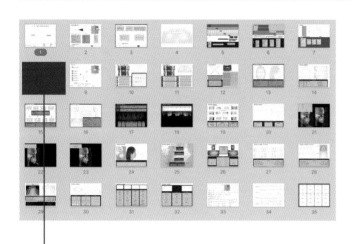

生活习惯病例报告页包含两个部分：

1. 饮食习惯。

2. 口腔卫生习惯。

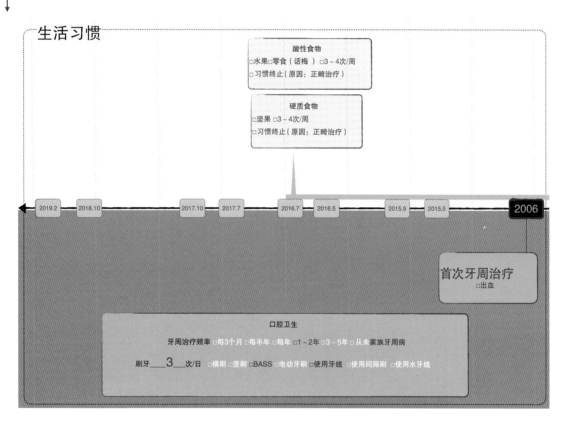

图6-2-55　全面检查病例报告－询症状－饮食和口腔卫生

临床步骤：

1）在上部白色区域记录酸性饮料、酸性食物、硬质食物饮食习惯。对应到时间轴上，标记好时间。

2）在下部橘色区域记录首次牙周治疗时间，口腔卫生习惯，减重史及吸烟情况。对应到时间轴上，标记好时间。如果症状出现在一段时间内，用红色条块记录。红色部分颜色越深，症状越严重。

全面检查病例报告–询症状–患者诉求列表（图6-2-56）

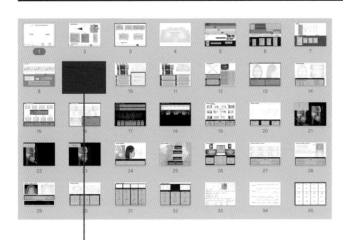

患者诉求病例报告页包含3个部分：

1. 患者诉求及备注。

2. 功能问题感受图。

3. 患者职业及居住信息补充。

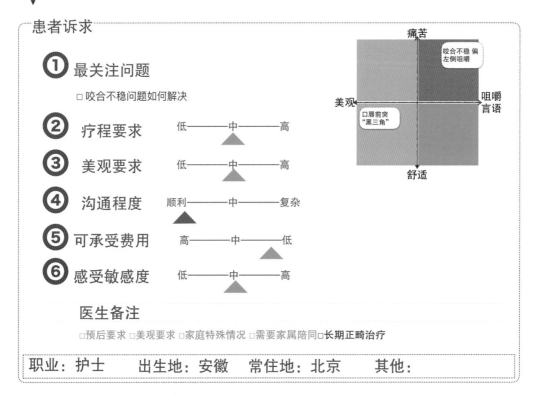

图6-2-56　全面检查病例报告–询症状–患者诉求列表

临床步骤：

1）记录患者主诉及问诊过程中阐释的最关注问题。

2）医生根据问诊过程评估患者的疗程要求、美观要求、经济情况、敏感度和沟通顺利程度，对必要的信息进行备注。

3）描绘患者的功能问题感受图。

4）补充患者的职业及居住信息等。

全面检查病例报告–录体征–软组织感染筛查（图6-2-57）

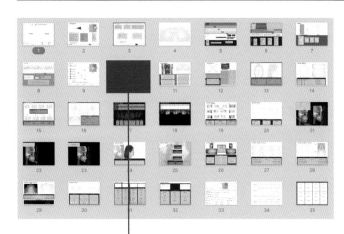

中性区感染筛查病例报告页包含4个部分：

1. 上下牙弓𬌗面像；后牙𬌗面像。

2. 曲面断层片。

3. 牙体牙周感染筛查。

4. 软组织检查。

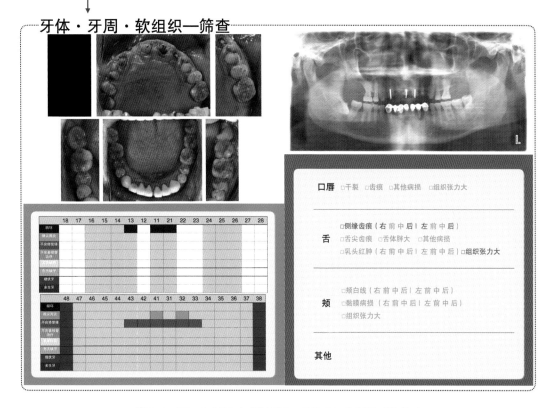

图6-2-57　全面检查病例报告–录体征–软组织感染筛查

临床步骤：

1）导入上下牙弓𬌗面像及后牙颌面像。

2）导入曲面断层片，辅助评估牙体𬌗面形态和经治情况。

3）在牙体牙周感染筛查表格上用白色表示缺失牙，用红色表示待拔牙。

4）用相应临床问题的代表色将问题按牙位进行标记，并将初诊检查表6的软组织检查结果标记在软组织检查区。

全面检查病例报告-录体征-薄弱环节筛查-牙体牙周（图6-2-58）

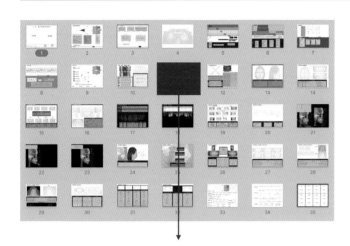

牙体牙周薄弱环节病例报告页包含4个部分：

1. 上下牙弓殆面像；后牙殆面像。

2. 曲面断层片。

3. 牙体牙周症状列表。

4. 牙体牙周体征列表。

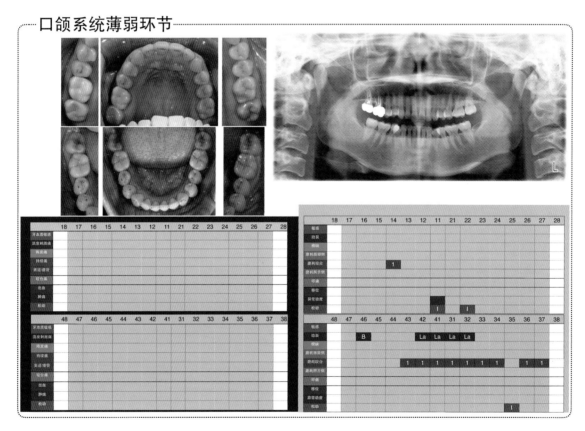

图6-2-58 全面检查病例报告-录体征-薄弱环节筛查-牙体牙周

临床步骤：

1）导入上下牙弓殆面像及后牙殆面像。

2）导入曲面断层片，辅助评估牙体殆面形态和经治情况。

3）在牙体牙周症状及体征表格上用白色表示缺失牙，用红色表示待拔牙。

4）用相应症状和体征的代表色将发生症状和体征的区域标记，并用初诊表的记录符号进行标记。

全面检查病例报告–录体征–薄弱环节筛查–关节肌肉（图6-2-59）

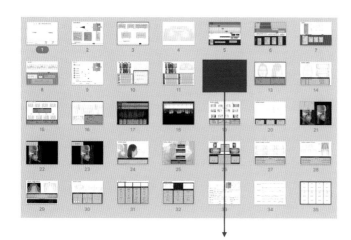

关节肌肉薄弱环节病例报告页包含4个部分：

1. 关节肌肉症状。

2. 关节肌肉体征。

3. 牙体牙周薄弱环节汇总。

4. 口颌系统薄弱环节图。

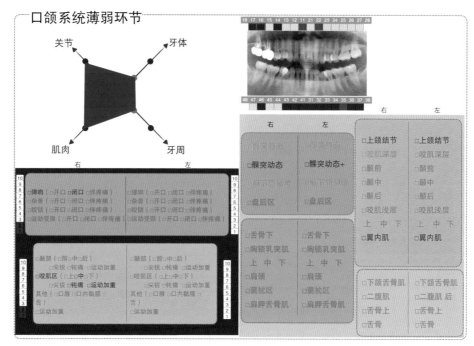

图6-2-59 全面检查病例报告–录体征–薄弱环节筛查–关节肌肉

临床步骤：

1）导入曲面断层片牙列部分。

2）汇总牙体牙周薄弱环节。白色为缺失牙，深蓝色为牙体组织薄弱（症状和/或体征），粉色为牙周组织薄弱（症状和/或体征），灰色为牙体牙周组织在该牙位没有症状和体征。

3）在关节肌肉症状记录中标记相应症状，并进行VAS评分。

4）在关节肌肉体征记录中标记相应触诊阳性结果，橘红色为"+"，深红色为"++"。

5）右上角空白区域记录口唇黏膜病损。

6）绘制口颌系统薄弱环节图。

全面检查病例报告–结构的记录–美学的客观缺陷分析–面部分析（图6-2-60）

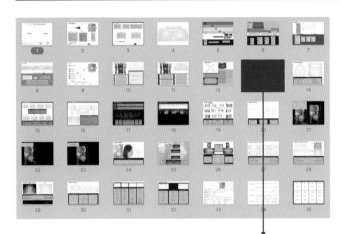

面部分析病例报告页包含两个部分：

1. 正面像及侧面像。

2. 面像分析。

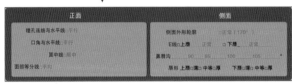

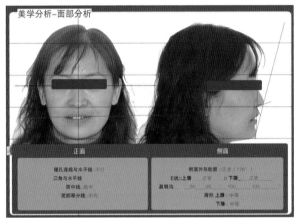

图6-2-60　全面检查病例报告–结构的记录–美学的客观缺陷分析–面部分析

临床步骤：

1）导入正面像和侧面像。

2）进行面部关系评估。

①通过水平辅助线对瞳孔连线、口角线和面部等分线进行评估。

②通过垂直辅助线对面中线进行评估。

③通过眉间–鼻根–颏点线夹角对侧貌轮廓进行评估，通过鼻尖–颏点连线（E线）对上下唇突度进行评估，通过鼻尖–鼻根–上唇线夹角对鼻唇角进行评估。

报告上标有异常、正常值（范围）的评估指标，评估后只保留符合的情况。绿色为正常，橘色为客观指标异常，但患者对此项美学指标无主诉问题，红色为患者对此项美学指标有主诉问题。

注：正面像和侧面像可以获得面部分析所需的信息，双侧45°面像等可作为美学评估的辅助资料。

全面检查病例报告–结构的记录–颌面部及牙列正面分析（图6-2-61）

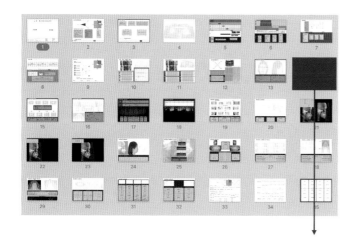

颌面部及牙列正面分析不仅仅属于美学分析部分，口颌系统疾病的诊断和治疗中，颌面部及牙列的正面分析报告页为评估切缘平面及牙列的颜色、形态和排列提供了有效的信息。

颌面部及牙列正面分析病例报告页包含3个部分：

1. 拉钩正面像。

2. 咬合及微张口正面像。

3. 牙–面部关系评估。

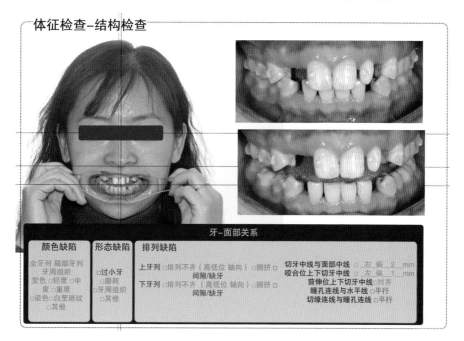

图6-2-61　全面检查病例报告–结构的记录–颌面部及牙列正面分析

临床步骤：

1）导入拉钩正面像和咬合及微张口正面像。

2）进行牙–面部关系评估。

①用页面参考线评估切牙中线与面部中线关系、切缘连线与瞳孔连线关系。有连线不一致或不平行的将连线标红。评估结果绿色为正常，橘色为客观指标异常，但患者对此项美学指标无主诉问题，红色为患者对此项美学指标有主诉问题。

②对颜色缺陷、形态缺陷和排列缺陷进行评估。颜色缺陷和形态缺陷评估中，问题列表已用浅色文字列出。无异常的部分不用标记，默认阴性结果。

全面检查病例报告-结构的记录-美学的客观缺陷分析-唇齿分析1（图6-2-62）

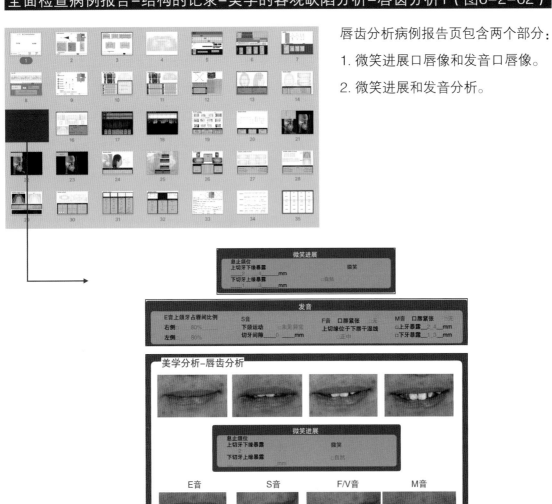

唇齿分析病例报告页包含两个部分：

1. 微笑进展口唇像和发音口唇像。

2. 微笑进展和发音分析。

图6-2-62　全面检查病例报告-结构的记录-美学的客观缺陷分析-唇齿分析1

临床步骤：

1）导入微笑进展和发音的口唇像。

2）进行微笑进展评估和发音评估

①对息止颌位切牙暴露量和微笑自然度进行评估。

②对E/S/F/M发音时的相关指标进行评估。

报告上标有异常、正常值（范围）的评估指标，评估后只保留符合的情况。绿色为正常，橘色为客观指标异常，但患者对此项美学指标无主诉问题，红色为患者对此项美学指标有主诉问题。

注：发音评估还可辅助视频资料。

全面检查病例报告–结构的记录–美学的客观缺陷分析–唇齿分析2（图6-2-63）

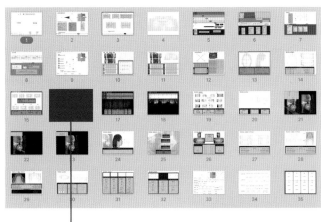

唇齿分析病例报告页包含两个部分：

1. 正侧面微笑口唇像、覆𬌗覆盖像、12点位微笑像。

2. 唇齿分析。

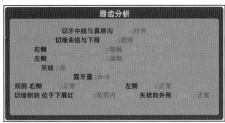

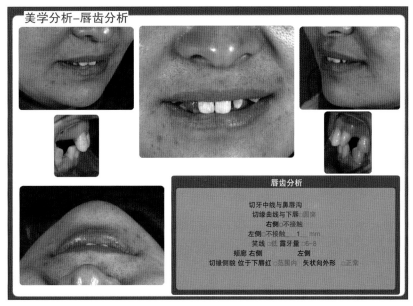

图6-2-63　全面检查病例报告–结构的记录–美学的客观缺陷分析–唇齿分析2

临床步骤：

1）导入正侧面微笑口唇像、覆𬌗覆盖像、12点位微笑像。

2）进行唇齿分析评估——对切牙中线、微笑曲线、笑线、颊廊和切缘侧貌进行评估。

报告上标有异常、正常值（范围）的评估指标，评估后只保留符合的情况。绿色为正常，橘色为客观指标异常，但患者对此项美学指标无主诉问题，红色为患者对此项美学指标有主诉问题。

注：唇齿分析还可辅助视频资料。

全面检查病例报告-结构的记录-美学的客观缺陷分析-牙齿分析1（图6-2-64）

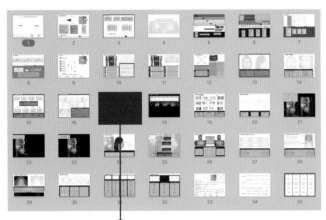

牙齿分析病例报告页包含两个部分：

1. 黑背景板上前牙正面像。

2. 牙龈、牙列和牙体分析。

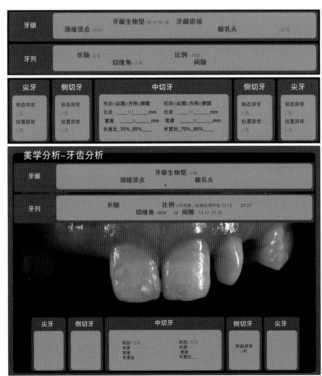

图6-2-64　全面检查病例报告-结构的记录-美学的客观缺陷分析-牙齿分析1

临床步骤：

1）导入黑背景板上前牙正面像。

2）进行牙龈和牙列、牙体评估

①对牙龈生物型、牙龈形态和龈乳头情况进行评估。

②对牙长轴、比例、切缘角和间隙等问题进行评估。

③对上前牙的形态和位置进行评估。

报告上标有异常、正常值（范围）的评估指标，评估后只保留符合的情况。绿色为正常，橘色为客观指标异常，但患者对此项美学指标无主诉问题，红色为患者对此项美学指标有主诉问题。

全面检查病例报告-结构的记录-美学的客观缺陷分析-牙齿分析2（图6-2-65）

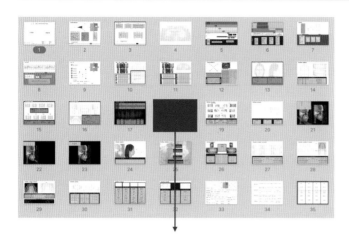

牙齿分析病例报告页包含两个部分：

1. 黑背景上前牙正侧面像。

2. 上前牙牙体长宽水平面及实际测量值。

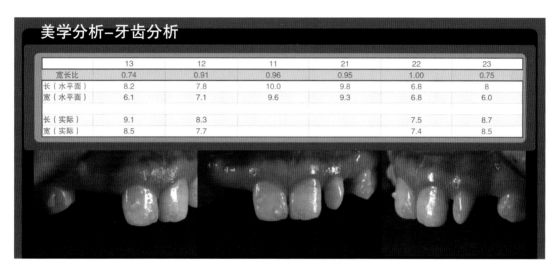

美学分析-牙齿分析

	13	12	11	21	22	23
宽长比	0.74	0.91	0.96	0.95	1.00	0.75
长（水平面）	8.2	7.8	10.0	9.8	6.8	8
宽（水平面）	6.1	7.1	9.6	9.3	6.8	6.0
长（实际）	9.1	8.3			7.5	8.7
宽（实际）	8.5	7.7			7.4	8.5

图6-2-65 全面检查病例报告-结构的记录-美学的客观缺陷分析-牙齿分析2

此外，此步骤还可在模型上进行测量。包括水平面正面观测量值和模型实际测量值，并计算宽长比。此步骤也可由技师在技工室完成。

全面检查病例报告–结构的记录–颌位分析（图6-2-66）

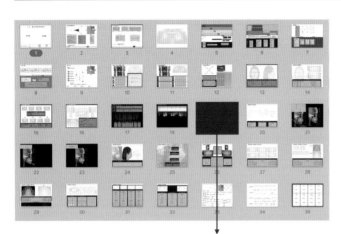

颌位分析病例报告页包含3个部分：

1. 最大牙尖交错位模型照。

2. 关节位模型照。

3. 颌位关系分析。

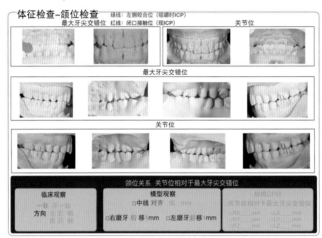

图6-2-66 全面检查病例报告–结构的记录–颌位分析

临床步骤：

1）导入最大牙尖交错位𬌗架上模型照片。照片包括外部和内部的正面、左右侧面共6张。必要时可追加下方角度拍摄的覆𬌗覆盖像特写。

2）导入关节位𬌗架上模型照片。照片包括外部和内部的正面、左右侧面共6张。必要时可追加下方角度拍摄的覆𬌗覆盖像特写。

3）进行颌位关系评估

①模型上对关节位相对于最大牙尖交错位的中线、磨牙区关系进行评估，有问题进行标红。

②对模型分析与初诊检查表7上的临床记录进行观察。此步骤也是对面弓转移、颌位关系制取和模型上𬌗架步骤是否出现错误的检验。

③如果进行机械CPM测量，将𬌗架上机械CPM测量值进行记录。

注：如果进行了电子下颌运动记录，运动轨迹仪可以记录最大牙尖交错位和关节位的髁突坐标点，并可在报告中进行读取。

全面检查病例报告–结构的记录–头影测量分析（图6-2-67）

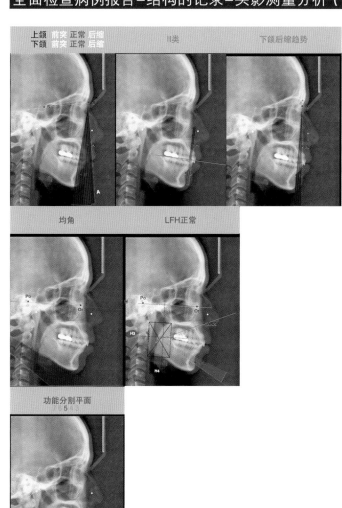

头影测量分析病例报告页包含3个部分：

1. 上下颌骨矢状向关系。

2. 上下颌骨垂直向特征。

3. 功能分割平面。

1. 骨性Ⅰ类，下颌后缩趋势

2. 均角，LFH升高

3. 功能分割–第一前磨牙

图6-2-67　全面检查病例报告–结构的记录–头影测量分析

临床步骤：

1）在头影测量分析病例报告上记录上下颌骨矢状向关系、上下颌骨垂直向特征、功能分割平面情况。

2）综合SNA、SNB、ANB、Wits判断前后向骨型。

3）使用颜色区别正常值与异常值。

注：此报告页还可记录其他软件、平台等进行头影测量分析得到的报告。

全面检查病例报告–结构的记录–模型分析（图6-2-68）

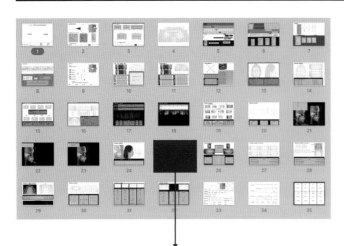

模型分析病例报告页包含两个部分：

1. 上下牙列模型𬌗面像、上颌模型45°像、下颌模型侧面像。

2. 牙弓、牙列、生理曲线评估。

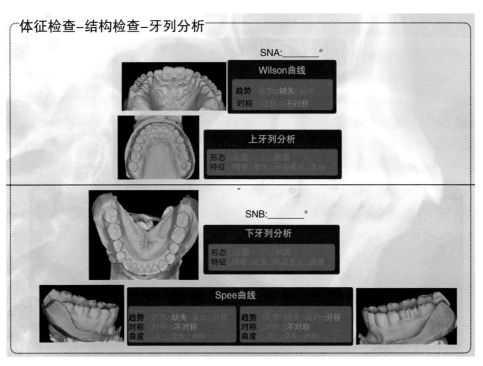

图6-2-68　全面检查病例报告–结构的记录–模型分析

临床步骤：

1）导入上下牙列模型𬌗面像、上颌模型45°像、下颌模型侧面像。

2）对上下牙弓形态、上下牙列排列、生理曲线趋势进行评估，使用颜色区别正常状态与异常状态。

注：此处评估主要为正畸制订治疗计划提供辅助信息。上下牙弓形态体现了牙槽骨的基本形态、条件，造成拥挤的根本原因，影响后续方案的制订；与具体的数值相比对称性、上下匹配更加重要；牙齿排列评估拥挤的程度、定量分析牙量不调；生理曲线的趋势是牙/骨不调的进一步表现，也对功能起到了至关重要的作用。

全面检查病例报告–结构的记录–静态咬合（图6-2-69）

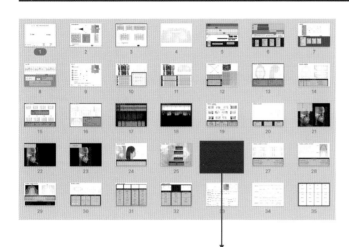

静态咬合病例报告页包含3个部分：

1. 咬合侧面像及前牙覆𬌗覆盖像。

2. 正中咬合分析。

3. 磨牙及尖牙关系的Angle分类。

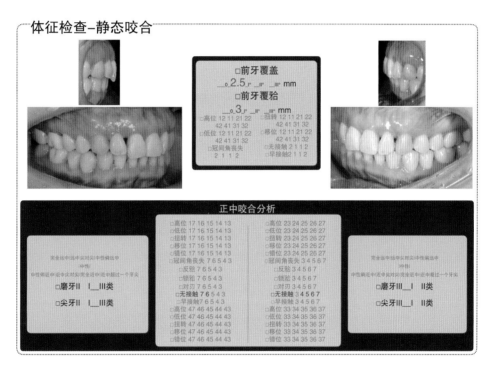

图6-2-69　全面检查病例报告–结构的记录–静态咬合

临床步骤：

1）导入咬合侧面像及前牙覆𬌗覆盖像。

2）记录前牙覆盖和覆𬌗数值。

3）记录最大牙尖交错位上，上下牙关系的异常。

4）记录磨牙及尖牙关系的Angle分类。

全面检查病例报告-运动记录-牙引导的运动分析1（图6-2-70）

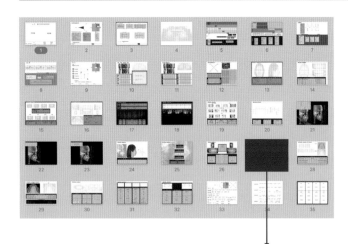

牙引导的运动分析病例报告页包含两个部分：

1. 正侧面咬合像、前伸运动正面咬合像、侧方运动侧面咬合像。

2. 牙齿引导咬合分析。

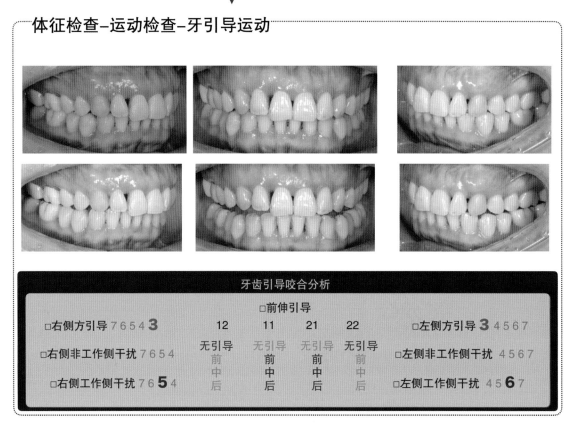

图6-2-70　全面检查病例报告-运动记录-牙引导的运动分析1

临床步骤：

1）导入正侧面咬合像、前伸运动正面咬合像、侧方运动侧面咬合像。

2）根据初诊检查表7中牙齿引导临床检查部分记录，对前伸引导、侧方引导及干扰的记录进行分析。其中磨牙区发生引导、前磨牙及磨牙区发生干扰用红色记录，前磨牙区发生引导用橘色记录，左右侧前伸引导不对称或前牙区有牙体检查力量不稳定征象（异常动度、松动、移位）的牙位用红色记录。

全面检查病例报告–运动记录–牙引导的运动分析2（图6-2-71）

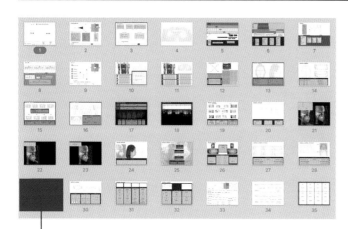

日间及夜间动态咬合分析病例报告页包含3个部分：

1. 日/夜间BruxChecker殆面像。
2. 日间功能运动咬合分析。
3. 夜间功能运动咬合分析。

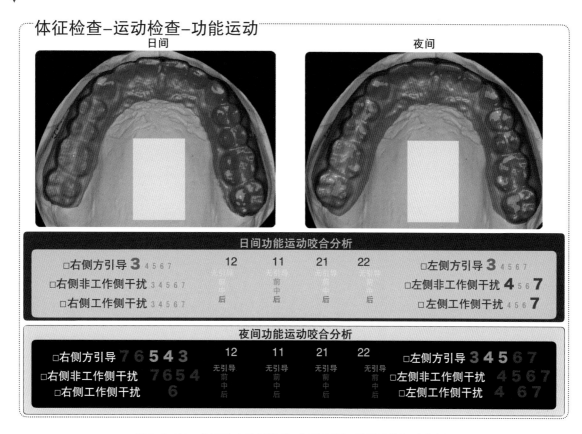

图6-2-71　全面检查病例报告–运动记录–牙引导的运动分析2

临床步骤：

1）导入日/夜间BruxChecker殆面像。

2）分析日间BrxuChecker殆面像的前伸、侧方运动引导/干扰平面。

3）分析夜间BrxuChecker殆面像的前伸、侧方运动引导/干扰平面。

全面检查病例报告-运动记录-下颌运动记录（图6-2-72）

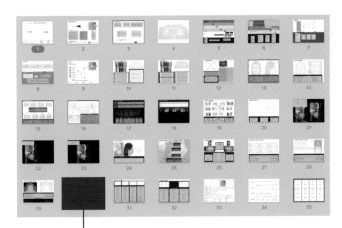

下颌运动分析病例报告页包含两个部分：

1. 牙齿引导运动视频；开闭口运动视频；发音视频。

2. 下颌运动分析。

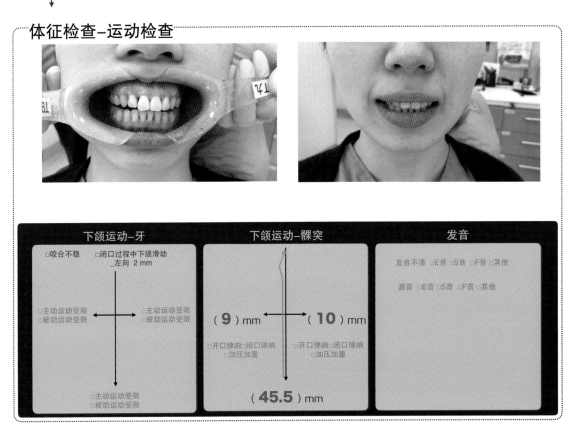

图6-2-72　全面检查病例报告-运动记录-下颌运动记录

临床步骤：

1）导入牙齿引导运动视频和/或开闭口运动视频，必要时导入发音视频。

2）将初诊检查表7的牙齿引导运动、下颌运动检查结果标记在牙齿引导咬合分析栏内。

2. 诊断

（1）主观问题列表（图6-2-73）

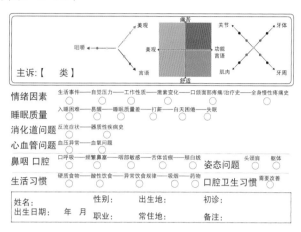

图6-2-73　主观问题列表

1）第一部分为多维诊断

内容包括：主诉、口颌系统功能状态、主观问题感受图、薄弱环节、口腔副功能情况。

2）第二部分为精神心理因素

内容包括：情绪因素、睡眠质量、消化道问题、心血管问题。

患者的性格、心理状态、生活事件等情绪因素将会导致较高的精神心理压力，和口腔副功能运动密切相关；夜磨牙症是一种睡眠紊乱疾病，患者的睡眠质量和夜磨牙症密切相关；除口腔副功能外，消化道和心血管系统是和精神心理压力密切相关的系统。

3）第三部分为口颌面部情况

内容包括：鼻咽口腔情况、姿态问题。

鼻咽口腔情况提示中央气道状态，也为后续殆垫治疗的种类选择、佩戴时的指导意见、佩戴依从性的预估等情况提供信息；长期存在的头颈肩和躯体的姿态问题会影响到口颌面部神经肌肉的平衡状态。

4）第四部分为生活习惯和卫生习惯

内容包括：生活习惯、口腔卫生习惯。

饮食习惯和牙体硬组织的代偿密切相关；吸烟、长期药物史可能影响中枢神经系统；吸烟和口腔卫生习惯与牙周组织的代偿密切相关。

5）第五部分为基本信息

内容包括：姓名、性别、出生日期、出生地、常住地、职业和备注。

职业和居住地与某些牙体硬组织发育性和功能性缺陷相关，对于积极治疗的患者，也有助于医生合理安排患者的复诊次数。

病例册-主观问题列表-口腔副功能专项（图6-2-74）

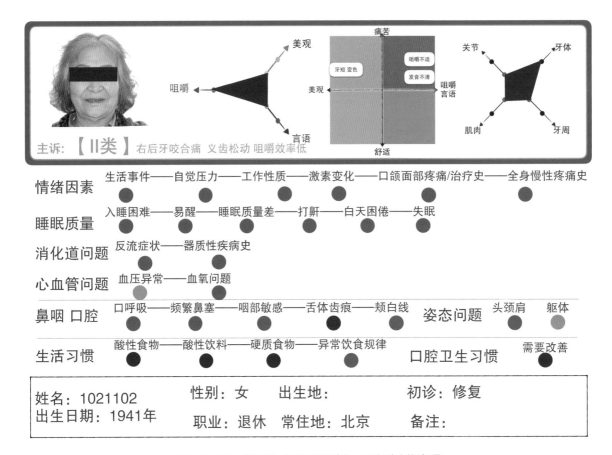

图6-2-74　病例册-主观问题列表-口腔副功能专项

临床步骤：

1）根据初诊问诊表1，记录患者主诉、口颌系统功能状态、主诉问题感受、口腔副功能，根据初诊问诊表2、参考初诊检查表5，进行薄弱环节分析，得到多维诊断。

2）从初诊问诊表3获取情绪因素中生活事件、自觉压力、工作性质和激素变化问题、睡眠质量、消化道问题、心血管问题，从初诊问诊表2、初诊问诊表4获取口颌面部和全身慢性疼痛史等主观问题。其中该项评估无风险标记为绿色圆圈，有高度风险标记为红色圆圈、中度风险标记为橘色圆圈。

3）从初诊问诊表3获取鼻咽口腔情况、初诊问诊表4获取生活习惯和口腔卫生习惯问题。从初诊问诊表3和初诊问诊表4，分别获取头颈区域和全身的姿态问题。其中该项评估无风险标记为绿色圆圈，有高度风险标记为红色圆圈、中度风险标记为橘色圆圈。

4）记录患者的基本信息，包括姓名、出生日期、性别、职业、居住地及初诊科室。

（2）客观问题列表（图6-2-75）

主观问题列表偏向于积极治疗和保守治疗的分类，以及作为个性化健康指导的依据。

客观问题列表则在治疗决策中起到作用。当需要进行咬合调整或重建的积极治疗或保守治疗中选择𬌗垫修复时，本质上都是在改变𬌗。需要从关节位置、颌骨空间和𬌗3个层面进行顺序的治疗设计。初诊患者在这3个层面存在的客观问题，为医生进行𬌗的设计提供了依据。

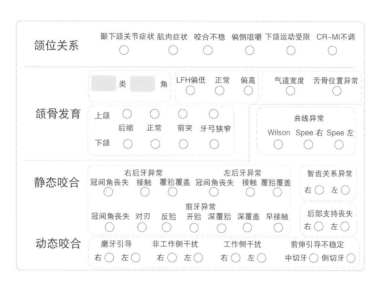

图6-2-75　客观问题列表

1）第一部分为颌位关系

内容包括：颞下颌关节症状、肌肉症状、咬合不稳（主客观）、偏侧咀嚼、下颌运动受限（主客观）、正中关系不调与最大牙尖交错（CR-MI）。

下颌的运动从颞下颌关节区的运动初始位置开始。一切影响关节区初始位置的因素都会造成运动的初始位置不稳定。应在主观问诊、客观检查中将这些问题进行记录。

2）第二部分为颌骨发育

内容包括：上下颌骨关系、上下颌骨发育、牙弓形态、面下高（LFH）、气道和舌骨问题。

进行颌骨空间设计时，需要根据以上客观指标进行三维分析。气道存在主观问题或从头影测量片的筛查中发现气道和舌骨存在客观问题，需要正颌外科医生或耳鼻喉科医生参与会诊。

3）第三部分为咬合情况

内容包括：静态咬合和动态咬合问题、曲线异常、支持关系、后部支持丧失。

并非所有的咬合异常都需要调整。在诊断中，根据患者的主诉、功能状态和现病史，结合咬合异常进行分析，可以得出咬合因素在患者的功能问题和结构症状中起到的作用。在进行决策时，医生根据治疗目标，经过关节位置、颌骨空间的设计，决定如何对𬌗进行调整或重建，以解决现有问题，并维持系统结构的长期平衡与稳定。

病例册–客观问题列表（图6-2-76）

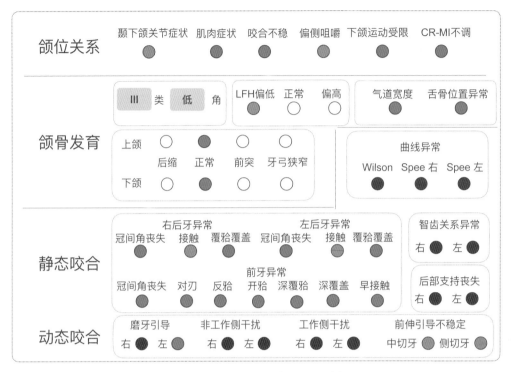

图6-2-76　病例册–客观问题列表

临床步骤：

1）根据初诊问诊表2，记录患者颞下颌关节和肌肉症状、咬合不稳主诉、偏侧咀嚼习惯、下颌运动受限主诉。根据初诊检查表7，记录咬合不稳、下颌运动受限、CR-MI不调客观检查结果。

在此项中，患者的主诉问题或主观感受明显的问题，用红色圆圈标记，仅客观检查的问题，用橘色圆圈标记。

2）根据头影测量尺结果，记录上下颌骨关系和上下颌骨发育情况、LFH分类。如果头影测量片上存在气道和舌骨位置问题，在此记录。

在此项中，使用简化头影测量尺得到的结果用橘色圆圈标记。正畸专科医生用经典头影测量方法得到的异常结果用红色圆圈标记。

3）根据初诊检查表7，记录静态咬合、动态咬合问题。根据模型分析，记录生理曲线问题。最后根据曲面断层片、参考初诊检查表5牙体检查和初诊问诊表2牙体牙髓现病史、咬合改变史，记录智齿关系和后部支持情况。

在此项中，动态咬合问题用红色圆圈标记。其他指标根据客观分类，严重情况用红色圆圈标记、中等情况用橘色圆圈标记。

3. 决策

（1）健康指导模板（图6-2-77）

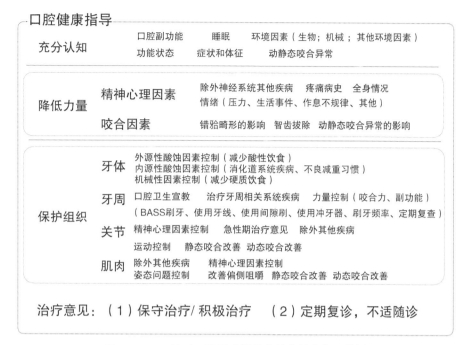

图6-2-77　针对口腔副功能的个性化健康指导模板

1）第一部分为充分认知

内容包括：对患者口腔副功能的解释说明；患者睡眠和口腔副功能的环境影响因素；患者的口颌系统功能状态；口颌系统薄弱环境的症状和体征；动静态咬合有无后部支持塌陷、早接触和𬌗干扰等异常情况。

2）第二部分为风险控制

内容包括：精神心理因素（中枢神经系统特发性疾病、慢性疼痛、全身情况、情绪等）对神经肌肉收缩强度和频度的影响。

咬合因素（错𬌗畸形、智齿拔除、动静态咬合异常等）对神经肌肉收缩强度和频度的影响。

患者的不良饮食习惯、身体原因等造成的机械、化学因素对牙体硬组织的不良影响及对策。

生物性和机械性的协同效应对牙周软硬组织的不良影响及对策，如何维护口腔卫生，去除不稳定的力量因素。

精神心理因素和咬合因素对关节区结构的不良影响及对策，如何在关节疼痛时对症处理。

精神心理因素、姿态问题、不良咀嚼习惯和咬合因素对神经肌肉系统的不良影响及对策。

3）第三部分为随诊意见

内容包括：积极治疗或保守观察，定期复诊和不适随诊；出现薄弱环节新发症状和口颌系统功能失代偿时及时随诊；无症状时按计划定期复诊。

病例册–口腔健康指导（图6-2-78）

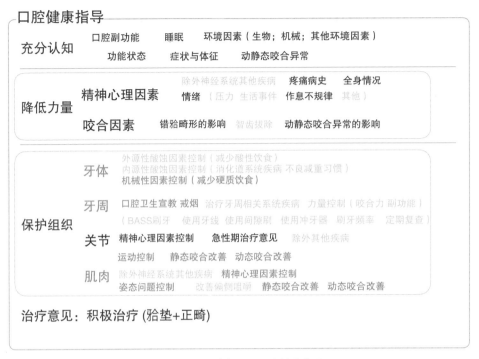

图6-2-78　病例册–口腔健康指导

临床步骤：

1）根据患者有无自知/同室居住者汇报的日/间口腔副功能活动、口颌系统功能状态、口颌系统薄弱环节、情绪心理因素、全身情况、睡眠问题等，与患者沟通，使患者明白口腔副功能活动的性质、对全身及口颌系统的积极作用，对口颌系统及口腔治疗的负面影响。

2）从降低力量方面出发，与患者进行沟通，对患者进行口腔健康指导，从患者自身降低精神心理因素造成的口腔副功能的频率和强度。在发现明确的静动态咬合异常时，与患者沟通咬合异常与口腔副功能行为的相互影响。

3）从保护组织方面出发，与患者交流口腔副功能行为发生时，可能造成的口颌系统薄弱环节的影响。从生物性、机械性和其他影响因素三方面判断患者的生活习惯、口腔及全身病史中与口腔副功能相关的因素，与患者交流口颌系统薄弱环节的症状与体征，让患者从自身能够调节的方面出发，在口腔副功能不可避免的前提下，保护口颌系统各个组织。

沟通时需要重点沟通的内容用红色字体标注，需要与患者提及但并非患者主要问题的，用橙色字体标注。剩余内容视情况而定。如果患者理解能力强，需要充分的沟通，可用绿色字体表示。不要对理解能力较弱的患者在初诊时给予过多的健康指导，应让患者着重关注健康指导中最重要的部分。

4）根据患者口颌系统的功能情况与薄弱环节，先给出积极治疗或保守治疗的治疗决策，如果进入保守观察期，从定期复诊和不适随诊两方面给出具体的随访意见。

（2）𬌗垫设计模板（图6-2-79）

𬌗垫设计

目的　保护修复体　保护关节　保护肌肉　保护牙体组织　保护牙周组织
　　　诊断性治疗　预治疗

关节位置　原始关节位　治疗关节位　咬合接触位

垂直距离　抬高　尽量维持

咬合设计　上颌𬌗垫　下颌𬌗垫　　硬质　软质
　　　　　个性化运动数据　平均动态数据

沟通　佩戴时间　（24小时　每晚佩戴　间隔夜间佩戴　日间必要时　短期）

　　　可能影响睡眠　（精神心理因素　睡眠紊乱因素　呼吸因素）

　　　症状记录（原始症状加重缓解　晨起不适　其他）

　　　复诊时间（3天　1周　遵医嘱）

　　　后期治疗（明确诊断 对症处理）

图6-2-79　𬌗垫设计模板

1）第一部分为𬌗垫制作目的

内容包括：保护型𬌗垫（保护修复体、保护薄弱环节），诊断性𬌗垫，预治疗𬌗垫。

2）第二部分为𬌗垫的设计

内容包括：关节位置（原始关节位、治疗关节位、咬合接触位）、垂直距离（抬高、尽量维持）和咬合设计（佩戴牙列的选择、材质选择、动态咬合设计依据）。

𬌗垫的设计也符合口颌系统建𬌗设计原则和规律。首先确定关节位置，其次根据垂直空间分析确定抬高的距离，最终设计动静态咬合。

3）第三部分为佩戴沟通

内容包括：佩戴时间（24小时佩戴、每晚佩戴、间隔夜间佩戴、日间必要时佩戴和短期佩戴）、伴/并发症的情况（影响睡眠的原因、症状记录）、复诊时间和后续治疗。

首先应和患者明确沟通𬌗垫治疗的目的和后续治疗，然后根据主观问题列表，对患者进行佩戴时间、方式和复诊情况的指导，告知患者佩戴𬌗垫过程中可能出现的伴/并发症。

病例册-殆垫设计模板（图6-2-80）

殆垫设计

目的　保护修复体　保护关节　保护肌肉　保护牙体组织　保护牙周组织
诊断性治疗　预治疗

关节位置　原始关节位　治疗关节位　咬合接触位

垂直距离　抬高　尽量维持

咬合设计　上颌殆垫　下颌殆垫　　硬质　软质
个性化运动数据　平均动态数据

沟通　佩戴时间　（24小时　**每晚佩戴**　间隔夜间佩戴　**日间必要时　短期**）

可能影响睡眠　（精神心理因素　睡眠紊乱因素　呼吸因素）

症状记录（原始症状加重缓解　晨起不适　其他）

复诊时间（3天　1周　遵医嘱）

后期治疗（明确诊断 对症处理 正畸治疗）

图6-2-80　病例册-殆垫设计模板

临床步骤：

1）根据全面检查及多维诊断的结果，从保护修复体、保护薄弱环节和诊断性治疗等目标出发，明确殆垫设计的目的。

2）根据客观问题列表，从关节位置、垂直距离和咬合设计3个层次，进行殆垫治疗的设计。

3）根据多维诊断和主观问题列表，制订佩戴殆垫时对患者进行的个性化指导，包括佩戴时间、注意事项、佩戴后关注的效果及症状记录，给出复诊间隔建议，以及初步沟通殆垫治疗后的后续处理。

（3）治疗周期（图6-2-81）

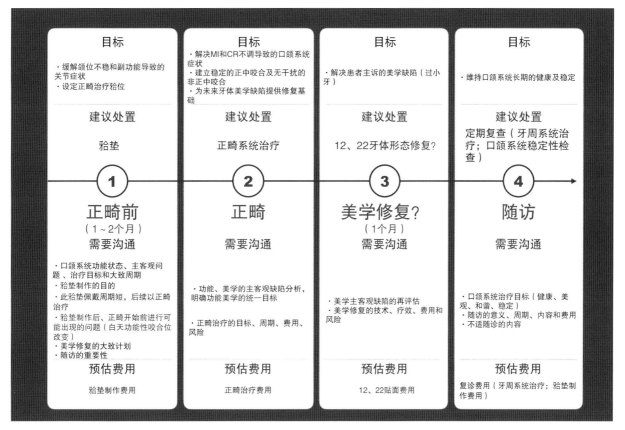

图6-2-81　治疗周期

积极治疗的患者，需要制订治疗周期。

1）治疗周期包括感染控制期、缺损修复期、功能重建期和随访控制期。

初诊医生经过全面检查，判断是否需要多学科会诊，由修复还是正畸完成建𬌗，然后根据患者的多维诊断和口颌系统情况，判断患者进入的治疗周期。

2）治疗周期制订时，要写明每一个周期的治疗目标、处置项目和预估费用，同时注明需要和患者沟通的问题。在积极治疗患者的个性化健康指导中，治疗前、治疗中、治疗后的健康指导使用这部分内容进行。同时涉及多学科合作的病例，在治疗开始前和治疗推进中，多学科团队也根据治疗周期的具体内容进行会诊和沟通。

图文编辑

王静雅 纪凤薇 刘玉卿 张 浩 曹 勇

图书在版编目（CIP）数据

口腔多学科临床思维与实践 / 杜阳主编. — 沈阳：辽宁科学技术出版社，2022.1
　　ISBN 978-7-5591-2182-0

　　Ⅰ. ①口… 　Ⅱ. ①杜… 　Ⅲ. ①口腔疾病—诊疗 　Ⅳ. ①R78

中国版本图书馆CIP数据核字（2021）第166804号

出版发行：辽宁科学技术出版社
　　　　　（地址：沈阳市和平区十一纬路25号　邮编：110003）
印 刷 者：凸版艺彩（东莞）印刷有限公司
经 销 者：各地新华书店
幅面尺寸：210mm×285mm
印　　张：13.5
插　　页：5
字　　数：270千字
出版时间：2022年1月第1版
印刷时间：2022年1月第1次印刷
策划编辑：陈　刚
责任编辑：殷　欣 苏　阳 金　烁
封面设计：周　洁
版式设计：张　珩
责任校对：李　霞

书　　号：ISBN 978-7-5591-2182-0
定　　价：198.00元

投稿热线：024-23280336
邮购热线：024-23280336
E-mail:cyclonechen@126.com
http://www.lnkj.com.cn